川島隆太［著］

シリーズ・福祉と医療の現場から 5

めざすは認知症ゼロ社会！スマート・エイジング

華麗なる加齢を遂げるには？

WELFARE AND MEDICAL

ミネルヴァ書房

脳研究と スマート・エイジング

人の脳はどうなっていて、どのように機能しているのか？
脳について知ることは、「華麗なる加齢」への鍵である。

15世紀にレオナルド・ダ・ヴィンチが
えがいた頭のなかのスケッチ（→P93）。当時は、
脳の役割や機能についてほとんど明らかになっていなかった。

脳研究の最先端

現代科学の進歩によって、脳のようすを調べることができるようになってきた。脳の構造や働きについてもしだいに多くのことが解明されてきた。

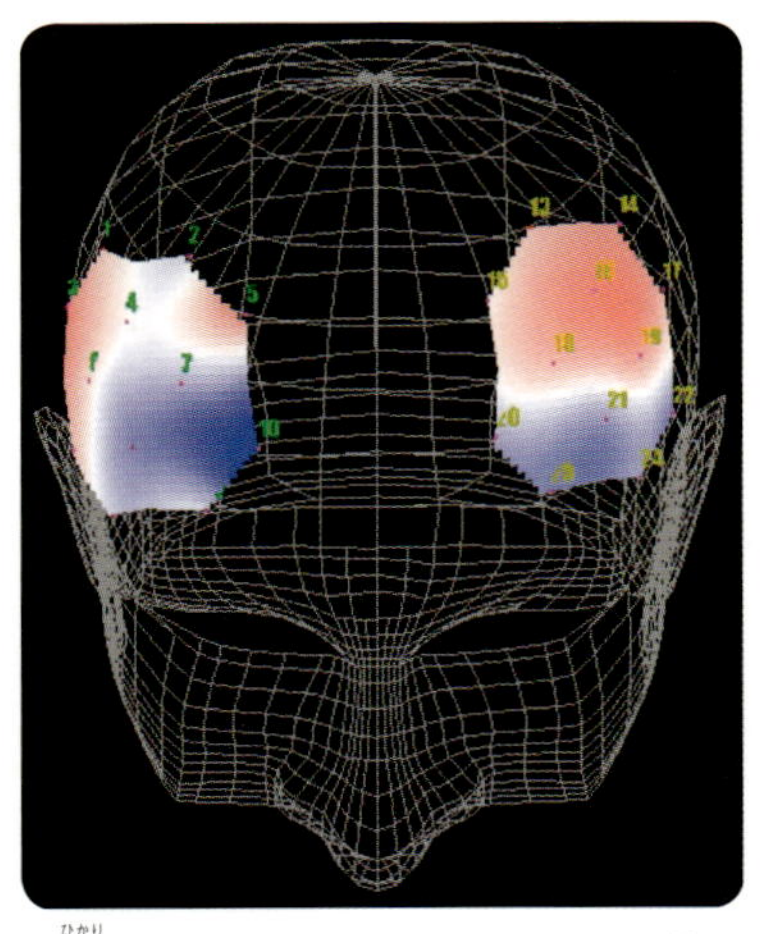

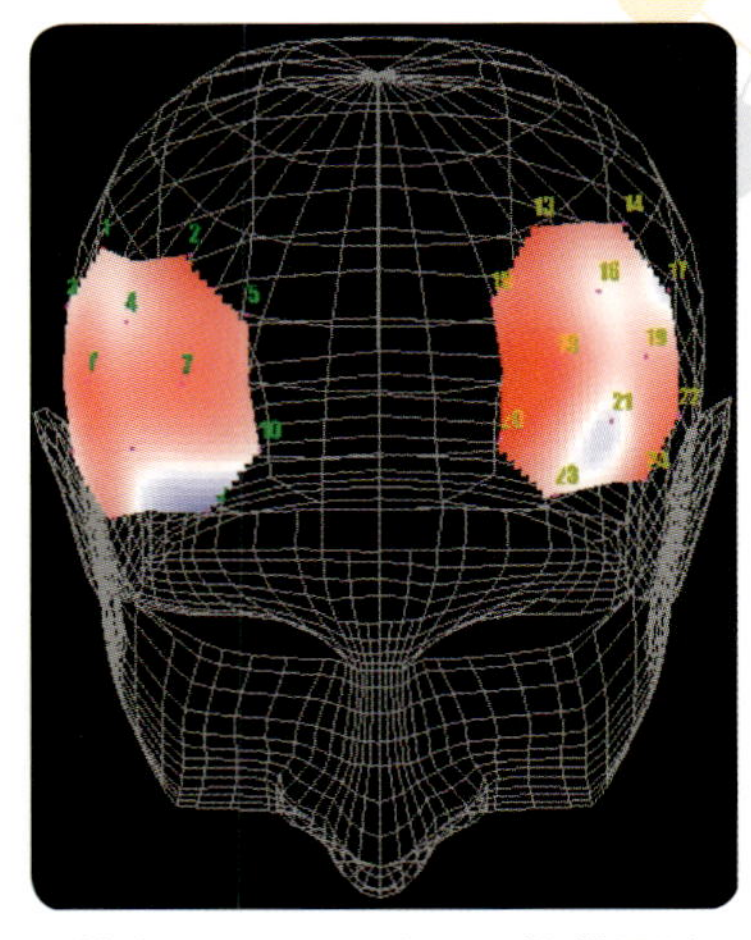

⬇光トポグラフィー（→P119）を使った脳の検査のようす。上は、携帯電話で話している時（左）と顔を見て話している時（右）の前頭前野の活動を画像化したもの（→P196）。赤が濃い部分は、脳が活発に働いていることを示す。

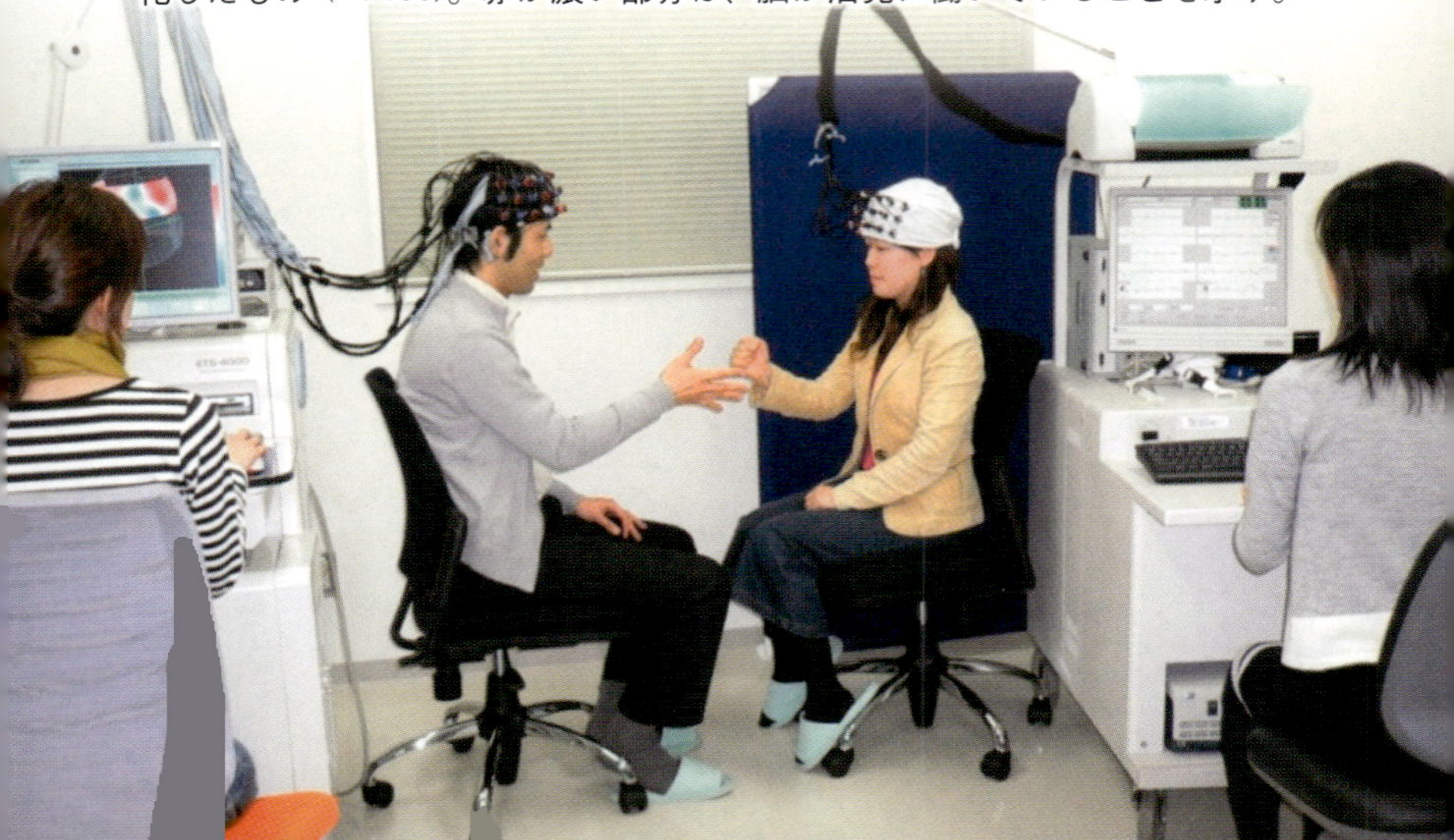

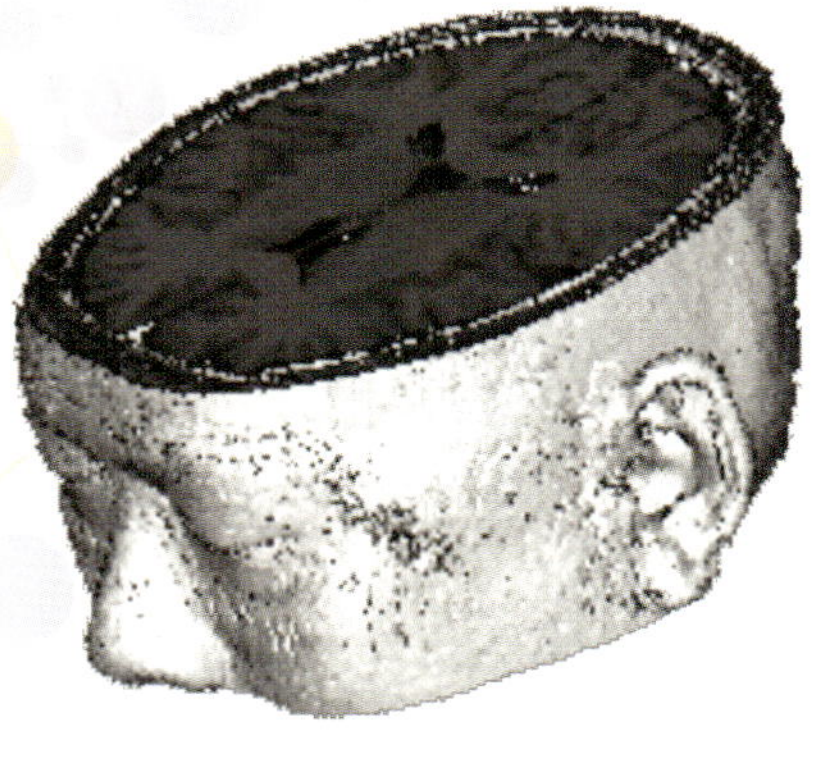

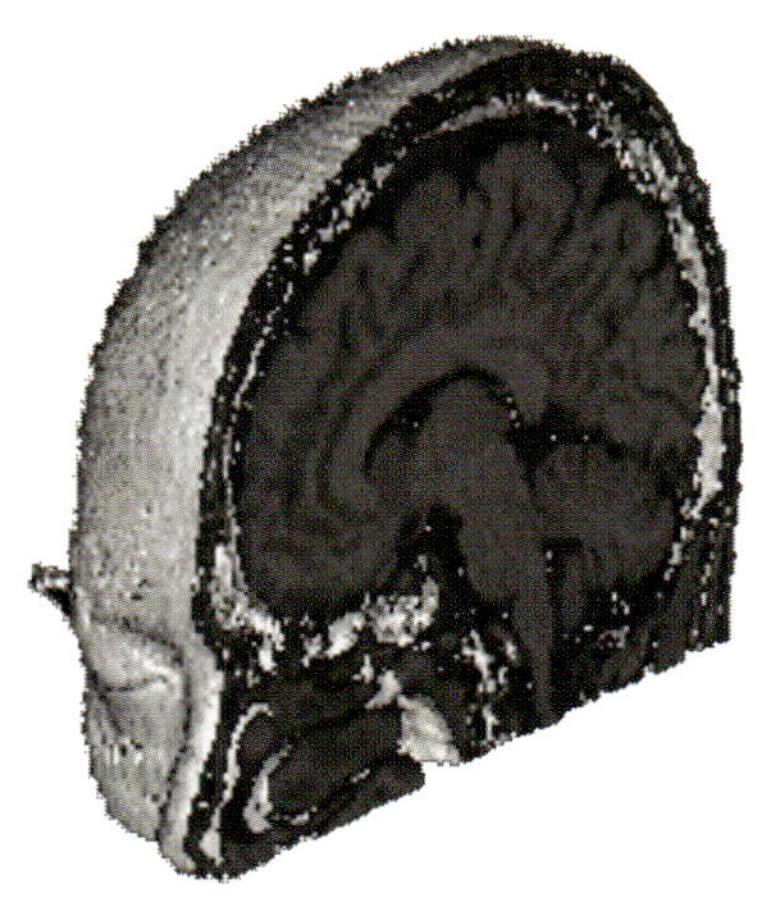

⬆➡MRI（→P116）では、脳を輪切りの状態で見ることができる。

● 日本語の文章を音読している時（→P209）

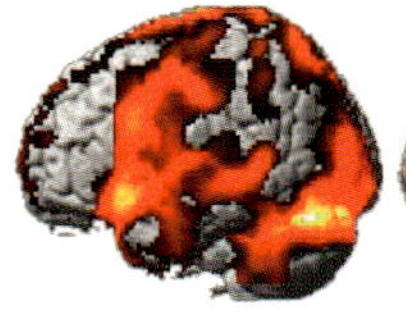

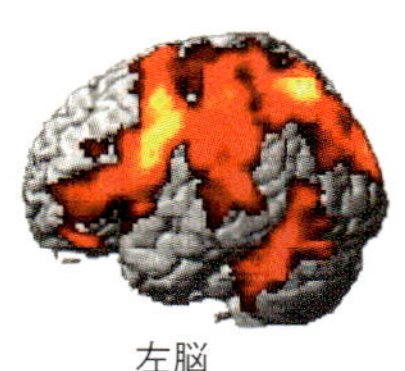

● 単純な計算問題を速く解いている時（→P209）

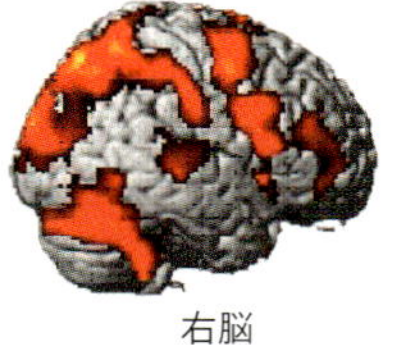

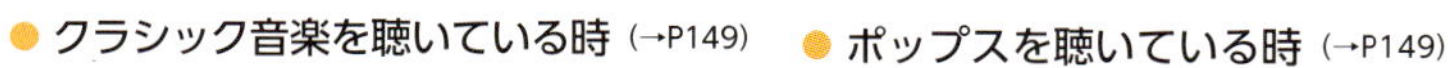

● クラシック音楽を聴いている時（→P149）

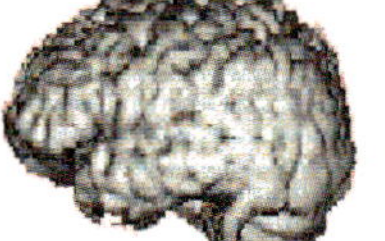

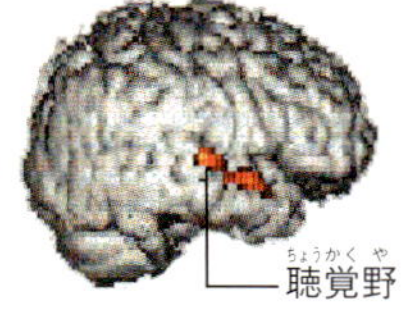

● ポップスを聴いている時（→P149）

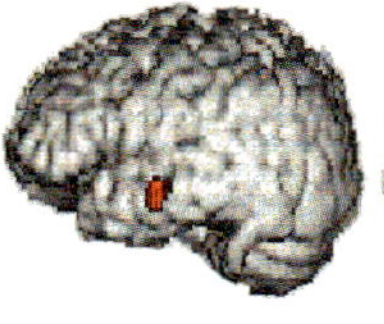

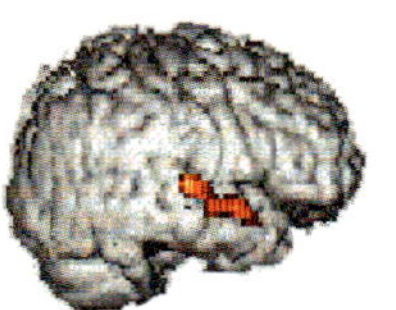

● 考えごとをしている時（→P149、160）

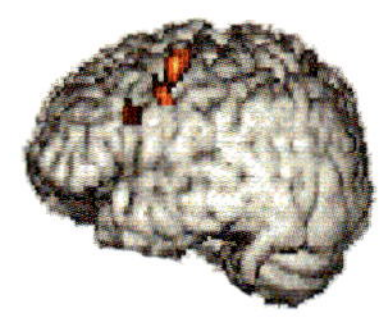

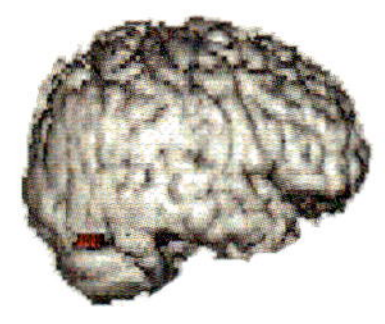

⬅⬆機能的MRI（fMRI→P116）を使って測定された脳の活動のようす。
赤い部分が活発に働いている。

現代人の生活と脳

近年、テレビやゲーム、スマートフォンなどが脳に与える影響についてもわかってきた（→五章）。

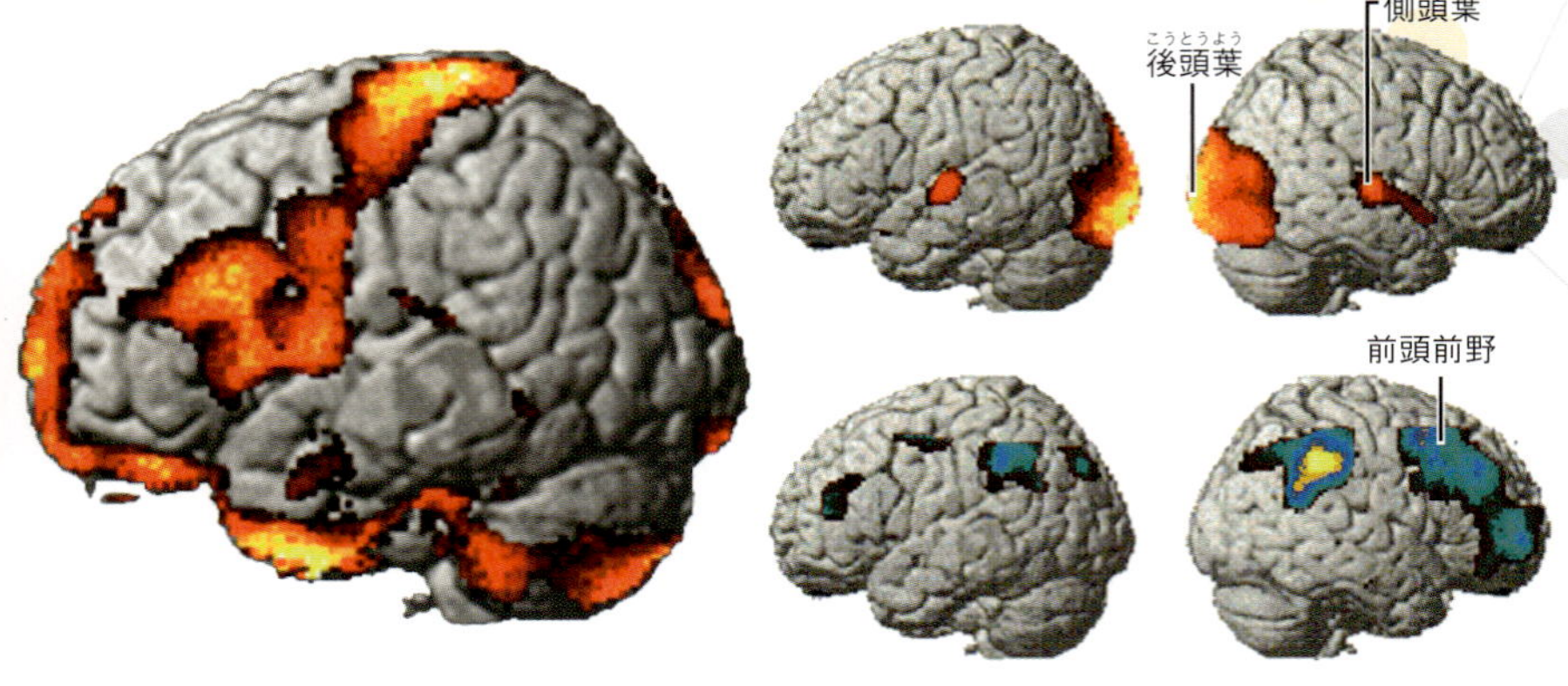

⬆テレビを長時間見たことにより悪影響が出た脳の領域。

⬆テレビを見ている時の脳。赤が活性化する領域、青が抑制される領域。

● コンピューターゲームをしている時

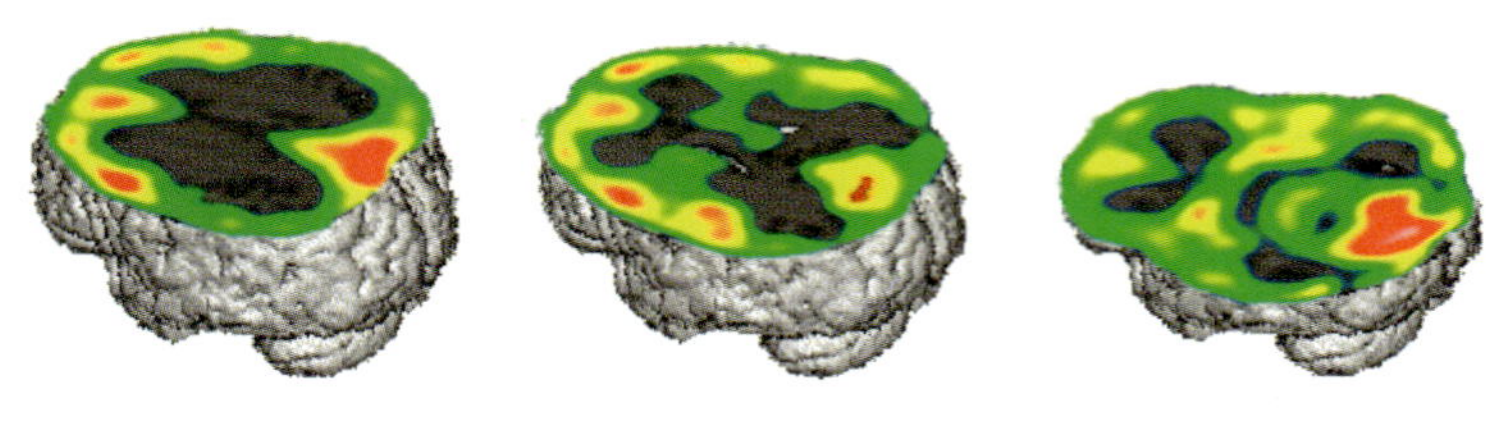

● 単純な計算をしている時

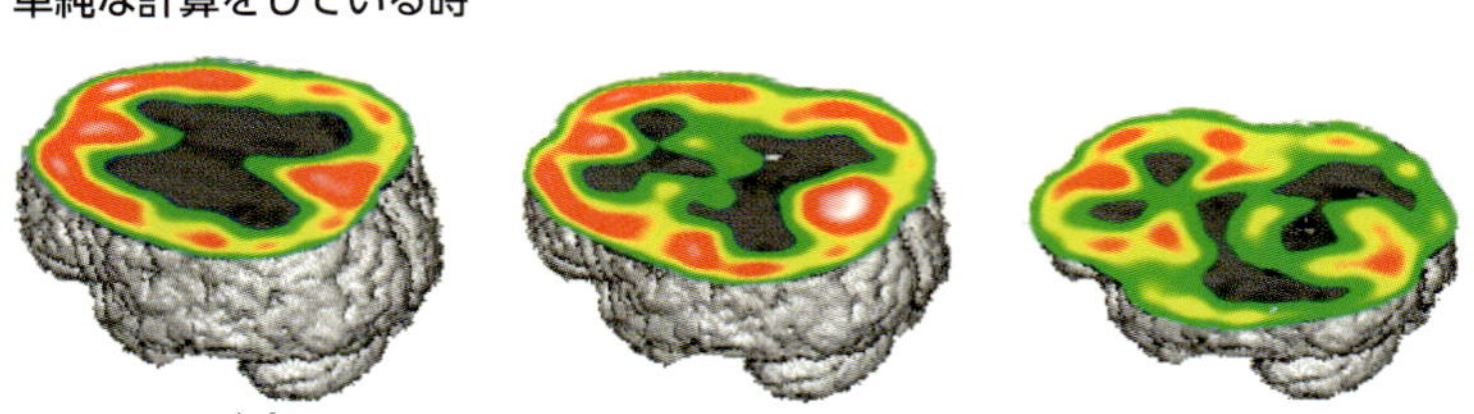

⬆ポジトロンCT（→P61）による脳の断層画像。色が緑から黄、赤に近づくほど、ブドウ糖の代謝が活発におこなわれ、血液の流れが多いことを表す。

はじめに

日本は超高齢社会になってしまいました。これからもどんどん高齢者が増えていくでしょう。日本の総人口における高齢者の割合は、鰻登りに増えています。しかし、これだけであれば、事態は深刻とは言えません。深刻なのは、総人口が減るということなのです。これまで経済が成長していた時には、高齢者が増えても、それほど大きな問題ではありませんでしたが、ここにきて、経済の器、社会の器が縮みはじめてきました。こうしたなかで、高齢者の割合が増えていくのですから、さまざまな問題が生じてきたのです。

近年、マスメディアなどで、盛んに使われている言葉に「アンチ・エイジング」というのがあります。それは、辞書を引くと、「抗老化」「老化を防止すること。多くの場合、若返りを目的にした医療・美容・整形などに対していわれる」(『大辞林』)

などと記されています。

私はこの言葉が大嫌いなのです。なぜなら、アンチ・エイジングという言葉の裏側には、次のようなことが見え隠れしているからです。

・歳をとるということは、ある意味病気である。
・歳をとることは、醜くなることである。
・若者は年寄りよりも優れている。　等々

歳をとると、何かを失ってしまったり、人としては退化してしまうと考えているから、アンチ・エイジングなどということになるのです。

そこで、東北大学では、アンチ・エイジングに代わるキーワードはないだろうかと考え、議論してきました。その結果、登場してきたのが、smart aging（スマート エイジング）という英語でした。

smartは「賢い」という意味です。そこで、これをどうにか日本語にできないかと、東北大学加齢医学研究所の教授会で議論を重ねたのですが、なかなかピンとくる日本語がありません。唯一出てきたアイデアが「華麗なる加齢」でした。でも、それは、ちょっと？　となったので「スマート・エイジング」というカタカナにしたのです。東北大学加齢医学研究所では、この言葉を大きく打ち出し、次のように定義づけました。

スマート・エイジング

「エイジングによる経年変化に賢く対処し、個人・社会が知的に成熟すること。個人に関しては、時間の経過とともに、たとえ高齢期になっても人間として成長でき、より賢くなれること。社会についてはより賢明で持続的な構造に進化することを意味する」

東北大学加齢医学研究所

スマート・エイジングでは、歳をとるということを正常なこと、より賢くなること、人として個人が成長・発達することだと考えるのです。

この考え方は、実は、日本には古くからあった考え方なのです。世阿弥（ぜあみ）という方をご存じでしょうか。今の能（のう）をつくった人です。

この人は、能の指南書である『風姿花伝（ふうしかでん）』という書を室町時代に著しています。この書のなかで、能の役者には二つの花があると説いています。一つ目の花は、「時分の花」。若い役者であれば誰もがもっている花です。若ければ若いだけ躍動感があるし、子役であれば子どもというだけでかわいいという花。ただし、この花は、歳をとると枯れてしまいます。

一方、芸の修行を積んだ者だけが咲かせる花がある。それは、「真の花」です。これは芸の修行を積んだ者が、内側から咲かせることができる花です。七十歳であろうと八十歳であろうと、そういう役者は美しい花をもっている。こう世阿弥は説いているのです。

世阿弥は、「時分の花」と「真の花」のあいだに優劣はつけていません。「二つの花がありますよ」ということだけを指摘しているのです。

失われてしまった「時分の花」にすがりつきたいという生き方がアンチ・エイジ

ングで、なんとかして「真の花」を咲かせようという生き方がスマート・エイジングなのです。

　私は、一人でも多くのみなさんにスマート・エイジングを実践していってほしいのです。そうなるには、まずスマート・エイジングについて理解していただきたい。スマート・エイジングの可能性を確信してほしい。そのために、そう考えるに至った、私の実践や東北大学加齢医学研究所のこれまでの成果、さらに人類の脳研究の歴史などを、ご紹介したいと考えました。

　この本を読んで、スマート・エイジングは自分にもできると思っていただけると、こんなにうれしいことはありません。超高齢化に悩む日本が、元気になるはずです。

川島隆太

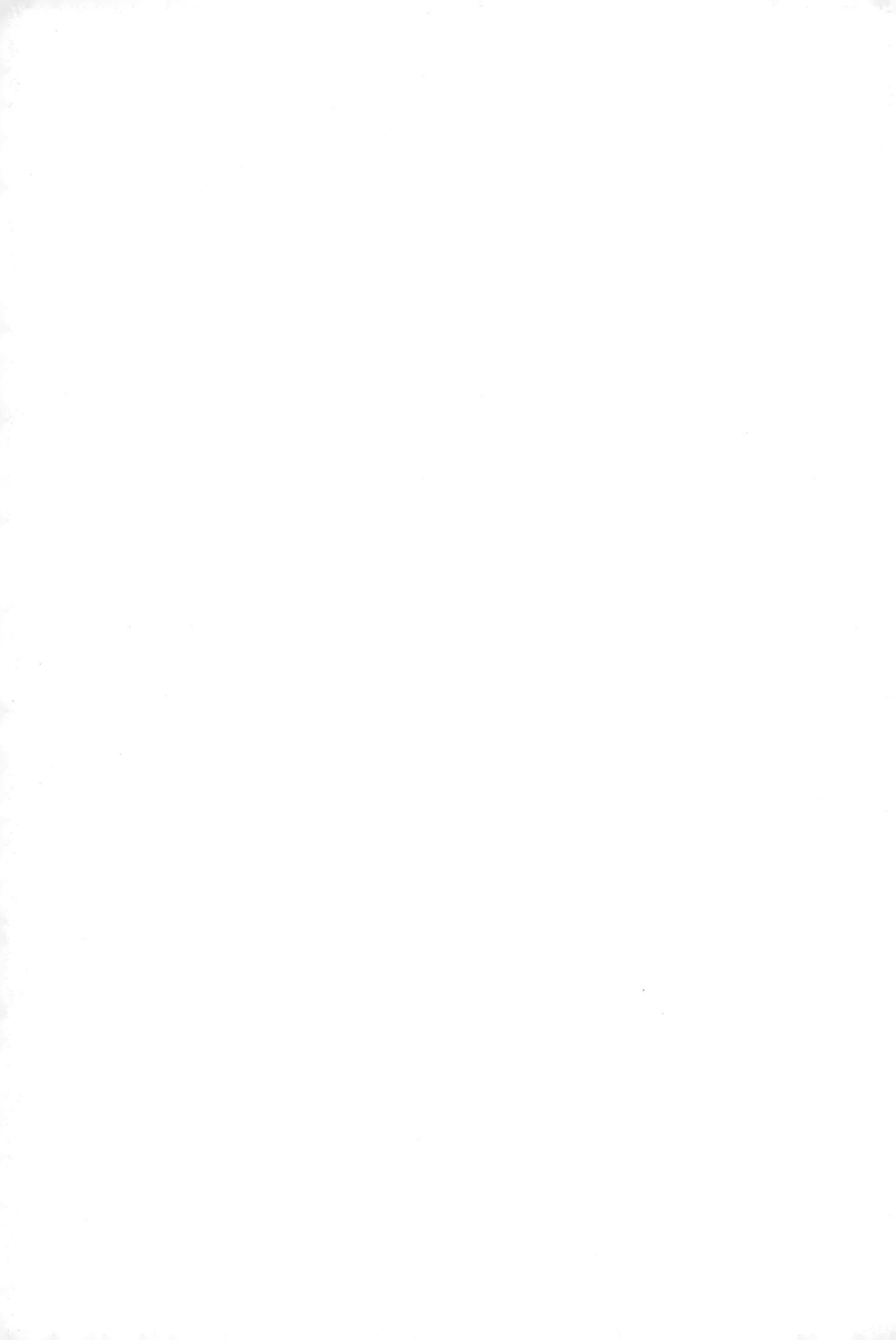

めざすは認知症ゼロ社会！　スマート・エイジング　もくじ

第四章 現代の脳研究はここまで来た！……123

第六章　今あらためて脳トレを考える！

第一章

スマート・エイジングの提唱から「脳トレ」への道

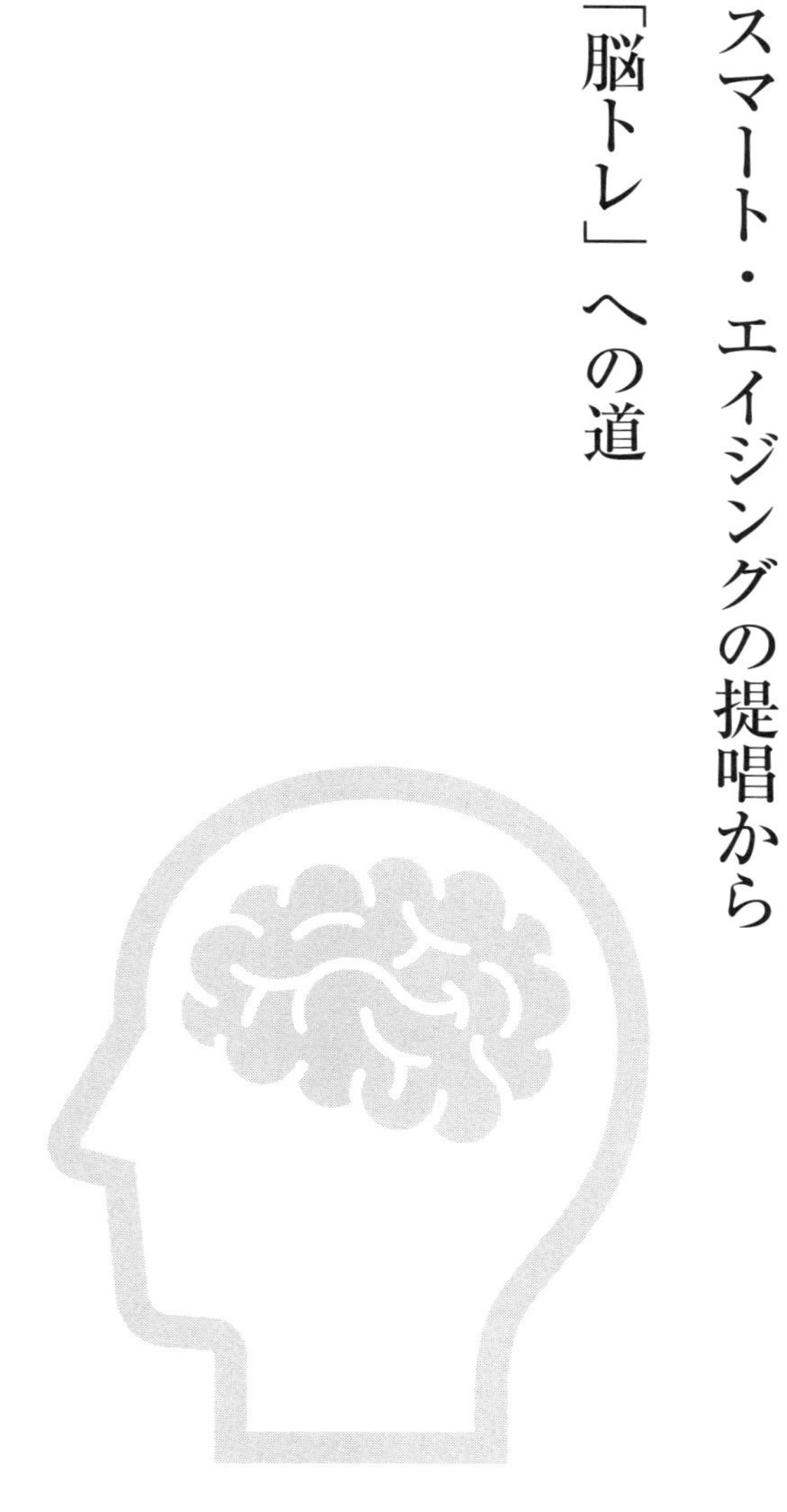

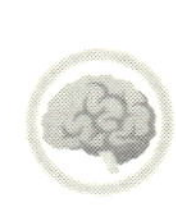

「カレーケン」って何？

東北大学加齢医学研究所（加齢研）、平成二十九年現在、満七十五歳。加齢（エイジング）を科学する世界的な研究拠点として絶賛売り出し中の附置研究所（附置研）です。ただし、昔から仙台に住んでいた方には「抗研」と言ったほうが、通りがよいかもしれません。平成五年に改組をする前の名称は、東北大学抗酸菌病研究所でした。

仙台駅からタクシーに乗って「加齢研まで」と言って、素直に研究所にたどり着けるようになったのは、ここ数年のことです。以前は、「ん？　カレー軒？　そんなラーメン屋は知らない」と、運転手さんに真顔で言われて、私は、ちょっと傷つきつつも、今に見ていろと思ったものでした。

抗酸菌病と聞いても何のことかわからない人が大半だと思います。「抗酸菌」とは、名前の通り酸に抵抗性をもつ細菌のことで、結核菌や癩菌などが代表的なものです。

加齢研の前身である抗酸菌病研究所は、昭和十六年に結核とハンセン病（癩菌の感染が原因）の克服を目的に、当時の東北帝国大学の二番目の附置研（最初の附置研は金属材料研究所）として設立されました。創立日は、帝国海軍が、パールハーバーに攻撃をしかけ、太平洋戦争が開戦したちょうど一週間後の十二月十五日です。

そんな緊迫した時代背景のなかにつくられた附置研です。当時、いかに結核が死の病として恐れられていたのか、日本の国力に悪影響するのかを窺い知ることができます。後述しますが、それは、今まさに、認知症がこれからの日本の国力に悪影響することと同じです。

その後、抗生物質の開発などにより昭和二十年代後半には、結核による死亡率が急速に低下し、もはや結核は人々の恐怖の対象ではなくなっていきました。

附置研の使命は、時代が必要とする最先端の研究をおこなうことです。抗研の先達たちは、昭和三十年代はじめには、研究の方向性を、がん制圧、とくに肺がん制圧に向けて大きく舵を切りました。

私が大学生だったころも、抗研といえば肺がんの治療が中心で、学生実習では抗研外科で肺がんの手術を見学し、大学院時代には、抗研放射線科で肺がんの放射線治療と化学療法のお手伝いをしていました。

バブル経済が弾けて国民がうつむき加減になっていた平成五年、私のスウェーデン留学中に、愛する抗研は、加齢研に名称を変えてしまいました。

当時の渡辺民朗所長に話を聞きますと、相当に「熱い」議論が教授会で交わされたとのことです。

二十一世紀に我が国の国勢をも左右する大問題となるであろう超高齢社会（高齢化率*二一％以上）の到来を見据え、加齢研の設置目的を「難治癌および加齢脳疾患の制御」と定めたとのことでした。でも、五十年以上の歴史をもち、所員のみならず市民にも愛着ある「抗研」の名称をすてることは、大きなストレスだったに違いないと思います。

当時の我が国の高齢化率は一三・五％、現在の米国（二〇一七年高齢化率一五・二％）よりも「若い」国で、高齢社会（高齢化率一四％以上）の入り口が見えていたに過ぎませんでした。総人口は頭打ちの傾向はあるものの、高齢者人口は年々依然として増えつづけていました。合計特殊出生率（一人の女性が生涯に産むことが見込まれる子どもの数を示す指標）は、不気味な右肩下がりを続けていたとはいえ、当時誰も問題視していなかった超高齢・少子化社会の到来をいち早く分析し、附置研の舵を大胆に切って方向転換させた当時の教授会に畏敬の念を禁じ得ません。

実は、加齢研が現在の形になるまでに、その後も幾度か「脱皮」を繰り返してきました。大きな節目としては、平成十二年、二十世紀の最後の年に加齢研附属病院は、東北大学医学部附属病院と統合したことがあります。私の正式所属も加齢研附属病院から医学部附属病院になりました。ちょうどその時に東北大学未来科学技術共同研究センター教授就任が決まったので、辞令は誰もが畏怖していた鬼より怖い吉本高志（よしもとたかし）病院長（その後、第十九代東北大学総長）より手渡していただきました。これは、私にとって生涯忘れることができないストレスフルな体験でした。そして、平成十五年には、歯学部附属病院を統合し、医学部附属病院は東北大学病院となりました。

平成十六年、東北大学は法人化され、これを機に当時の帯刀益夫（おびなたますお）所長の下（もと）で、加齢研の将来構想が検討されます。加齢研の設置目的は堅持しつつも、ヒトを対象とする脳研究を強化することになったのです。それに伴い、私も青葉山（あおばやま）の未来科学技術共同研究センターから、加齢研に教授として里帰りすることができました。

そこでハッピーエンドかというと然にあらず、加齢研という小舟は、国立大学法人化の大嵐のなかで転覆の危機をなんとか切り抜けようと、休むことも許されず、今も活路を求めて必死で航海しつづけています。国立大学法人化がなぜ我々にとって大嵐なのか、みなさんにはピンとこないかもしれません。

法人化のねらいを一言で言うと、国からの支援だけに頼らず、自立しなさいってことです。民間企業の方から見たら、国からの支援がある段階で、甘い！　と言われてしまうかもしれません。しかし、元来が営利を目的としていない教育・研究機関です。おまけに、長きにわたり、国の一部として保護されてきたことによる「お公家体質」も染みついています。一朝一夕に、さあ自分の食い扶持は自分で稼げと言われても、そううまくいくはずもありません。

実際、加齢研にとっては、教員人件費の削減が大ダメージになっています。法人化後に、毎年助教一人分相当の人件費が減りつづけています。このまま削減が続くと、そう遠くない将来、研究所は瓦解してしまいます。

文部科学省に押しかけて窮状をぼやいていた時に、あえて名は伏せますが、某局長さんに「法人化を飲んだ時点で、あなたたち（国立大学）の負けが決まっていたのよ〜！」と屈託なく言い放たれたのは、今も忘れることができません。

＊総人口に占める六十五歳以上の人口の割合。

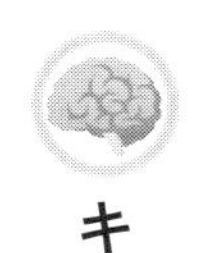

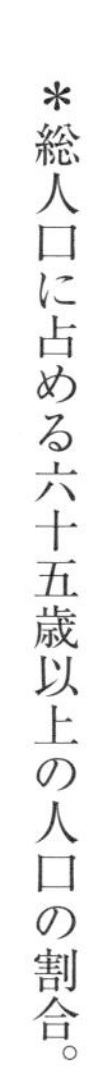

キーワードは「スマート・エイジング」

そうしたなか、平成二十一年、文部科学省から、加齢研が全国共同利用・共同研究拠点に認定されました。その際、加齢研は、国際化と産学連携研究を推進することを名目にして、附属スマート・エイジング国際共同研究センターを設置。まさしく、加齢研の生き残り戦略となったのです。実は、ここそが「スマート・エイジング」というキラーコンテンツのお目見えにつながったのです。そして、加齢研附属スマート・エイジング国際共同研究センターは平成二十九年四月、加齢研を飛びだし、東北大学の学内共同教育研究施設等スマート・エイジング学際重点研究センターとして独立。同時に、「認知症ゼロ社会の実現をめざす」といった大胆な目標を掲げたのです（↓P35）。そして、活動開始！　平成三十年度には、東北大学スマート・エイジング未来基金（仮称）を立ち上げる予定です。認知症ゼロ社会の実現に向けた研究活動へのサポートを内外に広く求める予定でいます。

自分の食い扶持を自分で稼げる組織になれるか、意地をかけた大いなるチャレンジです。

なお、加齢研は平成二十七年には、自らに次のようなミッションを掲げました。


「加齢医学研究所は、生命の誕生から発達、成熟、老化、死に至る加齢の基本的メカニズムを解明しています。得られた研究成果を応用して加齢に伴う認知症などの脳・神経疾患や難治がんなどの克服を目指し、先端的予防・診断・治療法や革新的医療機器の開発を行っています。さらに、加齢医学の中核的研

究センターとして先導的な国際共同研究を展開し世界をリードする拠点である
　ことを目指します」

漬物に味噌、醤油、洒落たところでは、ワインやチーズなどは、いずれも出来立てのフレッシュなものも良いですが、長期間熟成させることで味の深みが出てきますし、商品価値も高まります。ヒトの人生だって同じことです。

ところが、医療の発達によって寿命が延びたことにより、普通に暮らしていると、人生の晩年のエイジングは、味の深みが出るところを通りこして、さらに長生きしてしまいます。だから、超高齢社会の到来に社会不安が高まり、アンチ・エイジングなんて侮蔑的な言葉が一人歩きしてしまうのだと、私は考えました。

先に世阿弥の考え方にふれましたが、ここでは、ドイツで生まれたグリム童話から、長寿ということを考えてみたいと思います。グリム童話とは、ドイツ各地に伝えられていた童話をグリム兄弟が編集した童話集のことです。その一つに、動物の人生を決める話があります。

神様のところに最初ロバがやって来ます。神様はロバに対して、三十年の寿命を与えようとします。でも、ロバは言います。

「私の暮らしは本当に大変で骨が折れます。朝から重い荷物を背負って一生懸命頑張っているのに、殴られたり蹴られたり、良いことは一つもありません。お願いですから、減らして下さい」

すると、神様は言います。

「わかった。十八年減らしてやろう」

これでロバの寿命は十二年になりました。

次に犬が来ます。神様は犬に対しても、三十年の寿命を与えようとします。しかし、犬も言います。

「私の足は長くもちませんし、歯が抜けてしまって、どんなに悔しいことがあっても噛みつくことができません。ウーウーうなることしかできなくなってしまいます。お願いですから、短くして下さい」

神様は言います。

「じゃあ、十二年減らしてやろう」と。こうして小型犬の寿命は十八年くらいになりました。

その次にやって来たのは猿です。猿に対しても神様は、三十年の寿命を与えようとします。しかし、猿も言います。

「私はいろいろなことをして、人を笑わせて、面白おかしく道化(どうけ)の役目をしなければなりません。そんな人生で三十年も生きていたくないです。お願いですから減らして下さい」

神様は言います。

「わかった、十年減らして、二十年にしてやろう」

そして最後に、人間がやって来ます。人間に対しても、神様は三十年の寿命を与えようとします。しかし、人間だけはこう言います。

「それでは短すぎます。せっかく家を建てて、木を植え、実がなって食べられるようになったばかりなので、もっと延ばして下さい」

神様は、ロバの十八年を足しますが、人間はまだまだ足りないと言います。そこで、神様は、犬の十二年と猿の十年を足します。こうして人間の寿命は七十歳となりました。

これだけでは何も面白いところはありませんが、ちゃんとオチがついているのです。私たちの人生は、最初の三十年間は人間としての人生です。面白おかしく楽しく暮らすことができます。やがて、ロバの人生が待ち受けています。一生懸命汗水垂らして働いたのに、殴られ蹴られ罵声をあびせられても働かなくてはなりません。まあ、私は五十代なので、ロバの人生も終盤というところです。次に訪れるのは、犬の十二年です。どんなに悔しくても噛みつく歯も残っていない。最後に訪れるのは、猿の十年です。頭が少しイイ感じになってしまって、人から笑われて馬鹿にされて、人生が終わっていく。これが、人間の人生だとグリム童話は教えているのです。

悲しいですね。歳をとると認知症になってしまうところまで言われています。年齢とともに、どんどん生活の質が落ちていきます。

みなさんは、この童話からどんなことを読み取るのでしょうか。じっくり考えていただきたいと思います。

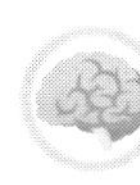

今、なぜスマート・エイジングが必要なのか？

ここで、なぜスマート・エイジングが必要なのかについて、「加齢経済学」という学問の知識を借りて説明したいと思います。

「加齢経済学」とは、人口問題などを経済学の側面からとらえる学問のことで、少子・高齢社会が経済に及ぼす影響と、現在の社会や経済が人々のライフ・スタイルなどに及ぼす効果を分析します。

東北大学大学院経済学研究科には、高齢経済社会研究センターという部門があります。ここでは、高齢経済社会及びそれに対応した公共政策について先端的な研究をおこなっています。吉田浩（よしだひろし）教授（高齢経済社会研究センター長、スマート・エイジング学際重点研究センター・加齢経済社会学研究部門長）を筆頭に、認知症ゼロ社会の実現に向けた研究に日々取り組んでいます（学際重点研究センターの「学際」

とは、研究が複数の学問分野に関わることを言う用語)。

みなさんも気になっているであろう年金制度について見てみましょう。

厚生労働省の資料によると、五十年以上前、一九六五年の年金制度は六十五歳以上の方一人に対して、働く現役世代九・一名が支えていました。大勢で一人を担ぎ上げる「胴上げ型」とよばれています。それが二〇一二年には、二・四人で一人を支える「騎馬戦型」、二〇五〇年の予測では一・二人で一人を支える「肩車型」になると予想されています。専門家でなくても、そう遠くない将来に年金制度が破綻することは簡単に理解できます。

解決法は、二つしかありません。担がれる人の数を減らすか、担ぐ人の数を増やすかです。後者の担ぐ人の数を増やすことに関しては、合計特殊出生率を増やすか、移民を受け入れるかですが、実は、特殊出生率を増やすことと移民を受け入れることは、関連しているのです。

アメリカ合衆国は建国以来、またヨーロッパの国々でも近年は、多くの移民を受け入れ、労働人口を増やしています。北欧等の特殊出生率が近年上昇しているのは、おもに移民家族によるという統計があります。移民の受け入れは、国を若返らせる効果があるということです。

しかし、対人口比で欧米諸国よりも一桁少ない移民受け入れしかしてこなかった日本で、社会制度を維持するためとはいえ、移民を大量に受け入れる政策が、そう簡単にできるとは思えません。今の世の中の意思決定過程を見ていると、国が傾いてもはや沈没が避けられない時になって、やっと政財界もメディアも一致協力して動きだすのが現状だと思います。

残されたもう一つの解決法、担がれる人を減らす方法は、昔なら「姥捨山（うばすてやま）」と思う人もいたかもしれません。

吉田教授の解析によると、この一・二年、若干上向きになってきた合計特殊出生率がもう少し上昇することが必要で、少なくとも七十五歳まで誰もが健康で働くようになれば、年金支給年齢を後ろ倒しにすることができ、現状の年金制度も維持可能になります。

机上の空論かもしれませんが、制度論上は、やろうと思えばできそうです。名付けて「超働き方改革」。定年を七十五歳以降にする。もしくは定年制度は廃止する。何歳であろうと、その時の家庭の状況や本人の体力に合わせて働きたいように働ける。組織のなかでの出世も年齢制限を撤廃する。そうすれば、働く期間もずいぶんと長くなりますから、組織のなかで出世することをモチベーションに頑張る方々にとって、たとえ子育てで数年キャリアが遅れても、十二分に挽回可能となります。

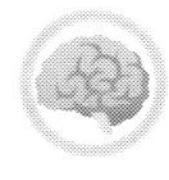

スマート・エイジングが実現すれば

歳とともにより賢くなる人生であれば、定年は七十五歳どころか、死を迎える直前まで元気に働くことが可能になるでしょう。日々成長する自分を常に意識する生活が誰でも当たり前となれば、低きに流れる人の数は激減する可能性すらあります。

こうした私たちの目論見が成功し、スマート・エイジングが実現すれば、多くの人が人生の最後の瞬間までイキイキと暮らすことが可能となるのです。その貢献によって、私にノーベル賞が授与されるなんて、与太話はやめるとして、もう少しだけ能書きを続けます。具体的にどうすればスマート・エイジングを実現できるのかを早く知りたいかもしれませんが、もうしばらくお付き合いください。

八十五歳、九十歳まであくせく働きたくないという人は当然います。そうなると人生の晩年をどのように前向きに過ごすのかは、大きな社会的関心になると想定しています。

私は「死」と正面から向き合うことで、最後までどのように生きるかを考えることが大切だと思っています。そのために、スマート・エイジング学際重点研究センターでは、「死生学」の研究者がいるのです。東北大学大学院文学研究科では、哲学としての死生学、宗教学を中心として医学も関わった臨床死生学など、「どう生きるか、どう死ぬか」という命題に正面から向き合っています。これは、先に説明した「学際」の表れで、名（称）は体を表しているわけです。

哲学としての死生学をここで語るのは私には無理ですが、みなさんと一緒に、死について考えるきっかけとして、ここで一つのデータを示しておきます。

厚生労働省の「人口動態統計年報」によると、一九六〇年、亡くなった人のうち七〇％の方がご自宅で、一二％の方が病院で亡くなっています。少し古いですが二〇〇九年になると、一三％の方がご自宅で、八一％の方が病院で亡くなっています。五十年たってこの割合が逆転しました。一方、内閣府の「高齢社会白書」によると、二〇〇七年のデータですが、どこで終末の時を迎えたいと考えているのかを聞くと、五五％の方がご自宅で、二六％の方が病院で、と回答されています。どこで死ぬのかに関して、希望と現実が乖離しているのです。

さてみなさんは、どこから最後の旅に出かけたいですか？

そのためには、今何をすればよいでしょうか？

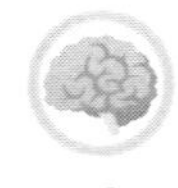

スマート・エイジングで認知症ゼロをめざす

現在の医学の知識を集約すると、個人がスマート・エイジングを実現できるかどうかは、その人の体質（「遺伝子」によってある程度規定される）とさまざまな「環境」（暮らしているあいだに受ける）の相互作用にかかっていると考えられます。

ここで言う「環境」とは、文字通り大気汚染や食品など外的なものもありますが、勉強、趣味など内的な知的作業、人付き合いなど他者や社会との関わりを含む広範な意味でとらえるものです。しかし、残念ながら今の医学では解明されていないことがあります。「遺伝子」×「環境」の相互作用と簡単に言いましたが、実は、どのような相互作用があるのかがまったくわかっていないのです。

現在、個人の全遺伝子情報の解読は可能になりました。東北大学メディカル・メガバンク機構では、十五万人を超える人（地域住民）の遺伝子情報を集めて解析が始まっています。一方、「環境」に関しては、個人の今の状態も過去についても、面接やアンケートである程度のデータを収集することが可能です。ということで、駒は揃いました。あとは、膨大なデータのなかから意味のある関連性、すなわち「遺伝子」×「環境」の相互作用がどのように個人の加齢現象に影響を与えるのかを見つけ出し、これにどのような環境を整えていけば（どんな暮らし方をすれば）、スマート・エイジングの実現につながるかです。そこで、スマート・エイジング学際重点研究センターでは、人工知能の力を借りて、高度化した解析にチャレンジをしようと考えています。

私が実現したい未来のイメージは次のようなものです。

スマート・エイジング学際重点研究センターに来ていただき、健康診断を受けていただきます。脳のMRI（エムアールアイ）画像も撮像します。一方、これまでどのような生活をしてきたのか、スタッフが詳細に問診をします。採取した血液から全遺伝子情報を解析し、現在の健康情報も解析します。また、生まれ育った経緯から、食品添加物や大気汚染の影響なども推測します。運動活動、知的活動についても生まれてから現在までの情報を時系列で把握します。人工知能を使い、それらのデータをメディカル・メガバンク機構の日本人データベースと比較検討し、健康長寿を実現するために、明日から何をするべきかを明らかにします。

健康診断の一か月後に、センターを再訪していただき、医師が結果を説明します。

「○○さんは、明日から三十分間の水中散歩を週に二日、そのほかに週に三日以上の記憶力トレーニングをおこなうと、将来アルツハイマー病に罹患する確率を九五％低下させることができます」

現実世界に戻りましょう。

まだ個人の体質、全遺伝子情報と関連するデータはないので、個別に確実なことを言うことはできませんが、何をすれば全体として健康長寿の実現に寄与するのかを推測する疫学的データはたくさん揃ってきました。私たちも脳のスマート・エイジングを具現化するためのさまざまな方法を開発し、効果検証をしてきました。あとで述べるいわゆる「脳トレ」や「学習療法」などがそれに相当します。

スマート・エイジング学際重点研究センターの主目標も「認知症ゼロ社会の実現をめざす」としてあります（私が主導してつくった目標なのですが、何度活字にしても冷や汗が出ます）。この目標に向かって、脳の機能を人生の晩年まで維持、向上させて、認知症という病気に怯えずに暮らすことができる方法を提案したいと切に願っています。これは、私がプロの研究者として、みなさんがお支払いになった税金から給与をいただき、すでに約二十五年間も楽しく暮らすことができたことに対する、気持ちばかりの御礼なのです。

認知症という病気は、ご本人にとっても、そのご家族にとっても、そして社会にとっても、大きなダメージを与える病気です。

認知症になってしまうと、本人は幼児がえりしていいかもしれないが、家族が大変だとおっしゃる方がよくいらっしゃいます。違います。私たちは「学習療法」によって、認知症の状態から健康な状態に戻った方々をたくさん見てきました。そうした方々は、もうその状態には戻りたくない、と異口同音におっしゃいます。身の回りのことを含めうまくできない自分。考えたくても考えがうまくまとまらない自分。そうした自分が周りに迷惑をかけ、時には嫌な顔をされていること。それらがぼんやりとではあるがわかっていて、焦燥感を感じているのに、自分ではどうしようもないもどかしさと絶望感を感じていたそうです。

社会にとっても認知症は大きな障害です。経済的損失だけでみても、例えば二〇一二年WHO（ダブリューエイチオー）報告書「認知症：公衆衛生上の重要課題」では、全世界で年間約五十兆円が認知症という病気一つのために消えたと計算されています。日本では、もう少し詳細な解析がおこなわれており、驚きの結果が出ています。二〇一四年の厚生労働省研究班の推計によると、日本では年間約十四・四兆円の経済的損失があったとされます。これは医療費（一・九兆円）、介護費（六・四兆円）のほか、家族などが無償でおこなう介護を金額に換算した「インフォーマルケアコスト」（六・一兆円）を含みます。年間十四・四兆円あれば、現在の国の財政赤字の半分以上を補塡することができます。

目標の大きさに腰砕けになって、冷や汗をかいている場合ではないようです。

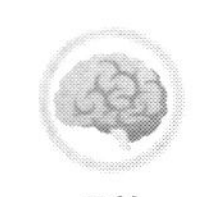

脳を鍛える・いわゆる「脳トレ」

「脳トレ」、この言葉で私は二〇〇六年にユーキャン流行語大賞を受賞しました。二〇〇五年に任天堂（にんてんどう）が発売した「東北大学未来科学技術共同研究センター川島隆太教授監修　脳を鍛える大人のＤＳ（ディーエス）トレーニング」というゲームソフトを覚えていらっしゃるかと思います。

発売当初は、名称の長さが日本一（当時）ということだけが、少し話題になっただけでした。それの後続となった通称「もっと脳を鍛える大人のＤＳトレーニング」と合わせて、シリーズ累計で日本国内で約九百万本、世界総計で約三千四百万本（二〇一七年時点のデータ）も売れ、「脳トレ」は一大ブームを巻き起こしたのです。

この大ブームによって引き起こされた悲喜こもごもについては、拙書『さらば脳ブーム』（新潮新書・二〇一〇年）に詳しく書いてありますので、ご興味のある方は、そちらを読んでいただければうれしいのですが、ここでも少し紹介させていただきます。

まず「脳トレ」とはどういうものか。

あらためて記しますが、「脳トレ」とは「脳力トレーニング」の略です。これは、当初、前述したゲームソフトのタイトルでしたが、しだいに「記憶力や学習能力といった脳機能などの向上を図るトレーニング」を指して一般に使われるようになりました。まもなく、携帯ゲームやアプリなどでもさまざまなジャンルの脳トレゲームが登場し、社会現象になりました。しだいに、脳トレ、すなわち、脳を鍛えることによって、物忘れや、言いたい言葉が出てこないといった、さまざまな困った症状が解消されるといわれるようになったのです。すると、脳トレは、本当に脳機能に効果があるのかなどという意見があちこちから出はじめました。

任天堂の広告のなかに、「最近物忘れが多くなったと感じたり、言いたい言葉がなかなか出てこないなど、思い当たることはありませんか？　こういった症状が改善される可能性があります。また、お子様や若い方も、脳を鍛えることによって創造力や記憶力を高め、我慢強くなるという効果が期待できます」との宣伝文句に対し、誇大広告などと批判が集中しました。それがテレビや週刊誌で伝えられ、もう一つの社会現象が生まれました。

その後、悲喜こもごものことが起こったのは言わずもがなです。そういうことをお知らせするのにページをさくのも気が引けますが、少しだけお付き合いください。

私は、当時からソーシャルメディアは一切やらず、ネットもどうしても必要な情報を手早く手に入れる時しか使っていなかったので、脳トレについて批判をしている人たちがいることには気づいていましたが、正直、まったく気にしていませんでした。テレビや雑誌を見るにつけ、成功した他者を批判することによって自分を浮かび上がらせようとする心の卑しい面々がいることは知っていました。でも同じ土俵で議論する勇気のない人だと、無視していました。しかし、誰さんがこう言っている、あの人はこんなことも言っている、「ウィキペディア」にはこんなことが書いてありますよなどと、わざわざ私を煽ってくれた人たちがいたのです。

私がしっかり煽られたのは、『週刊朝日』の、慇懃無礼、かつ最初から結論ありきの取材と、その後に出た記事でした。この記事に対しては、私は大学の顧問弁護士にお願いして、編集長から「詫び状」をとったのですが、その「お詫び」の内容も、はぐらかされた感があり、実はいまだに怒りは収まっていないくらいです。

「恨み」という感情は、「執念深くいつまでも残る」といわれていますが、私は、このことを身をもって証明したのでした（朝日新聞社の現・渡辺雅隆（わたなべまさたか）社長は中学校の同級生なので、今は矛を収めて大人のお付き合いをしています）。

そんなこんながあって、私は、親からもらった「短気遺伝子」（医学用語ではありません）のスイッチがポンと入り、アドレナリンが出るに任せて書いたのが、『さらば脳ブーム』だったのです。ご興味のある方は、一度、図書館ででも借りてお読みくださると幸甚です。でも、それは、今思えば、大人にあるまじき本音爆発で書いたものでしたので、その轍を踏まぬよう自分に言い聞かせながら、今は注意してキーボードを叩いています。と、そう書いた直後なのですが、最近あった「事件」を思い出し、またアドレナリンが出てきてしまいました。

「脳トレ」を商標登録した第三者がいるとのこと。商標登録とは、登録した人以外にその商標が使えなくなるというもので、他者が使いたい時には、登録した人に使用料を支払わなければならないのです。

いやいやいや「脳トレ」はすでに公知（一般的な用語）になっています。おそらく定められたルールのなかなのでしょうが、お金儲けのためには、何でもありなのですかねぇ、この国は！　十年以上前に流行語大賞までとってしまった用語を、商標認可した特許庁もいったい何をやっているのでしょうか。

第二章

私の自己紹介とその理由

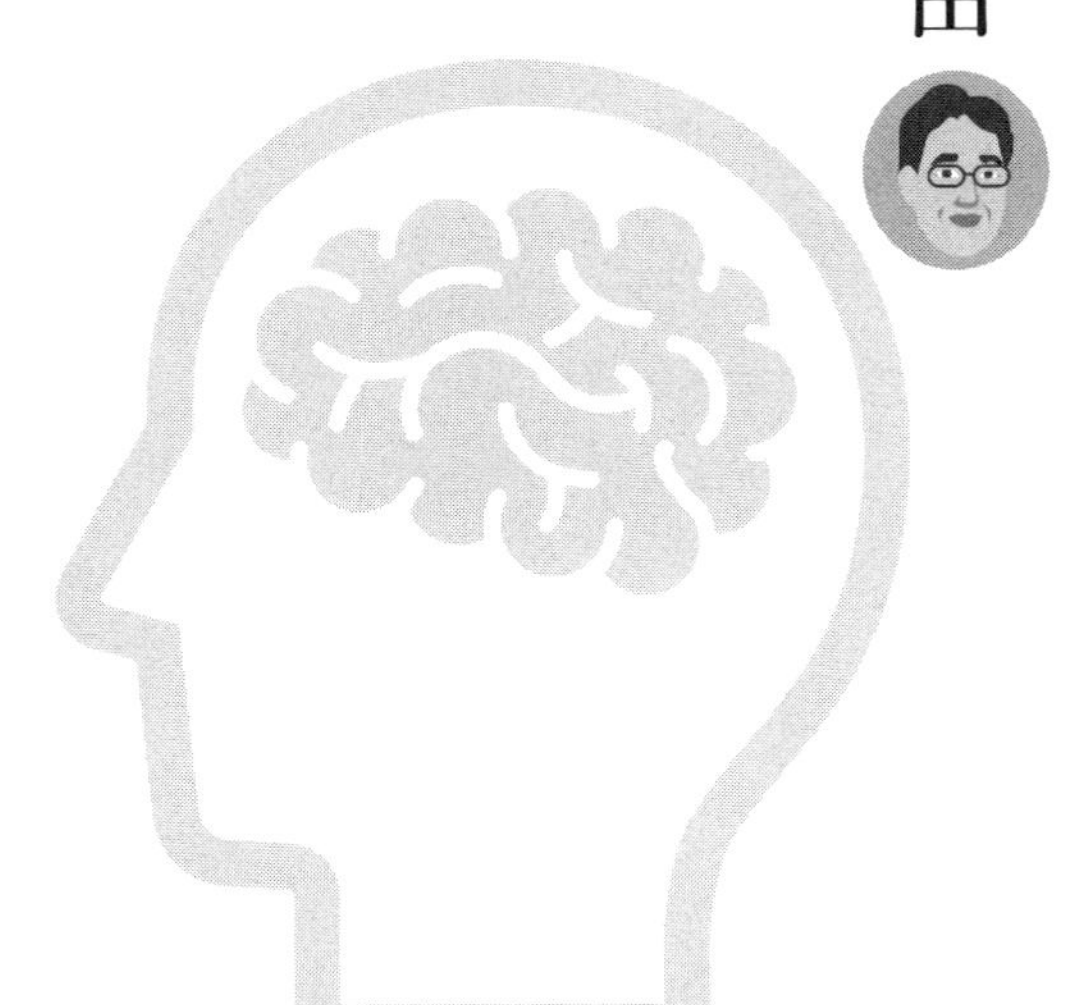

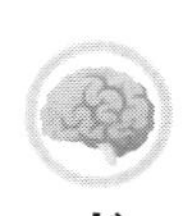

どんな子ども・どんな学生？

私は第一章で、こんなことを書いていました。

・スマート・エイジング学際重点研究センターの主目標も「認知症ゼロ社会の実現をめざす」としてあります（私が主導してつくった目標なのですが、何度活字にしても冷や汗が出ます）（↓P35）
・目標の大きさに腰砕けになって、冷や汗をかいている場合ではないようです（↓P37）
・いまだに怒りは収まっていない（↓P40）
・親からもらった「短気遺伝子」（↓P40）
・思い出し、またアドレナリンが出てきてしまいました（↓P41）

みなさんのなかには、これらの表現を読んで、この人って、いったいどんな人……？

もしかして性格が悪いのでは？　などとお感じになられる人も多いのではないでしょうか。ですが、私はごく普通の人間です。「短気遺伝子」はあるようですが、冷静に判断して、冷や汗をかいても腰砕けにならないようにいつも心がけている人間なのです。それでもやはり、「悪いことは悪い」と、はっきり言う性格であるのは間違いありません。こうした私の性格はどこから来たのでしょう。それがわかれば、冷や汗をかきながらも認知症ゼロ社会の実現をめざしているという私の本気度を理解していただけるのではないでしょうか。そんなわけで、ここで私の自己紹介の章をつくらせていただきます。私たちが本気で認知症ゼロ社会の実現をめざしていることがわかってくだされば、みなさん自身もご自分のスマート・エイジングに取り組んでいく気持ちも高まるはず！

現在の私の職業は大学教授です。この職業についている人は、よほど勉強が好きなのだろうというイメージをもたれがちです。しかし実を言うと、子どものころの私はあまり勉強が好きではありませんでした。外で友達と遊んでいることのほうが、よほど多かった子どもでした。活発な男子といえば、たいていそうだと思いますが、私もよく友達といたずらや悪ふざけをしました。私は大学に進学するまでは、千葉県に住んでいました。私の中学は、千葉大学教育学部附属中学校でした。教育学部の附属というのは、先生になろうとする人たちの実習のためという側面があります。ここが、同じ公立学校でも、市区町立の公立とは異なるところなんです。

中学生のころにこんなことがありました。

当時、私たち子どもは、被験者としてたくさんの心理学的調査を何度もおこなっていました。そのなかの一つに、現在でも就職試験などで使われる、内田（うちだ）クレペリンテストというのがありました。これは、一けたの数字がずらっと並んでいる解答用紙を渡され、なるべく早く隣り合った数字を足し合わせ、その答えの下一けたを解答用紙に書き込んでいくというものです。もちろんこなした数が多く、計算結果が正確なほうが評価は高くなります。簡単な計算を延々とやらされるのですから、活発な中学生男子にとっては退屈すぎてなんともつらい検査です。

「内田クレペリン、あれはつまんないよなー」

「一けたの計算とか、小学一年生レベルじゃないか」

「あんなつまらないのを何回もやらされて、もうあきたよ……」

そこで、私と悪友たちは、一計を案じました。まず、千葉大学の図書館に行き、内田クレペリンテストは何の目的でおこなうのか、どのようにテストの結果を評価するのかを調べました。そして、それ以降の検査の時には、わざと「精神異常」を示すものなど、変な結果になるように試みたのです。

子どもが恣意的につくりだしたデータをもとに、千葉大学の先生方は研究を進め、学会発表や論文執筆をおこなったのでしょうか……？　そんなことはなかったと思いますが、実際にどうしたのかはわかりませんでした。自分が研究者となった今思えば、とんでもない悪ガキでした。

知能指数（IQ）を計るためのテストもよく受けさせられました。知能検査は、同じ年齢の子どもと成績を比べ、子どもの脳の発達のようすを調べる目安とされるもの。中央値は一〇〇で、一般的には一三〇以上で同じ年代のなかではきわめて優秀とされます。

ところが、何度もやるものですから、テスト自体に慣れてしまって、迷路の課題を見て答えがパッとわかってしまうのです。中学生のころには、私のＩＱは二〇〇を超えていたと思います。数字だけ見ると私がとんでもない天才のようですが、実際には友人も、みなそのような点数を取っていました。こういったテストは慣れたり、やり方を理解したりすれば、誰でも評価の高い結果を出すことができるということを、私は当時から身をもって体験していたのです。

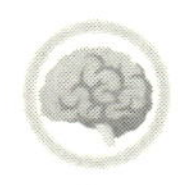

しかたなく本はよく読んだ

そうやって友人と楽しく過ごしていた私ですが、いつの時代もそうであるように、やはり私も勉強しないでうろうろしていると、親に怒られました。

「何やっているの？　やることないんだったら、自分の部屋で勉強しなさい！」

こう言われて、しかたなく自分の勉強部屋に帰ります。ところが勉強が嫌いですから、自主的に勉強できるような参考書など買っていませんでした。宿題を終えたら、もうほかにすることがありません。かといって、部屋を出るとまた「勉強しなさい！」と怒られてしまいますし、寝ていたら寝ていたで怒られます。起きて勉強しているふりをするため、私はこれまたしかたなく、本を読んで過ごしていました。

当時、私の部屋の本棚には、両親が大学時代に読んだ本がずらりと並べてありました。私の父は放射線医学を研究する物理学者、母は薬剤師だったのですが、本棚にはそれらの関連書籍よりも文学的なものが多くありました。

今思うと、これは私に本を読ませるための、両親の作戦だったように思います。部屋のなかにあるもので時間をつぶさなければならなかった私は、必然的にこれらの本に手をのばしました。中学生のころには吉行淳之介の小説や星新一のＳＦ小説などをよく読んでいました。本を読む時間はかなり長くもっていたように思います。

ただ、本を読んでいた割には、とくに国語が好きというわけではありませんでした。どちらかというと、数学や理科といった理系科目のほうが好きでした。

なぜかというと、ある一つの原理原則だけ理解すれば、あとは勉強しなくても試行錯誤すればなんとか問題を解けたからです。ところが国語や社会というのは、きちんと時間をかけて論理的な思考力を身につけたり、重要な語句や歴史の流れなどを暗記したりしなければ、テストの点数に反映されない教科です。私はなるべく勉強をサボりたいと考えていましたので、数学や理科を好んでいたようです。中学・高校のころに一番興味をもったのは物理です。自然現象が数学で解けるというところに快感を覚えました。

とはいえ、すべての学力の土台は国語力です。問題の内容を理解し、何を答えるべきかを把握し、適切な形で解答を書く。読み書きの力がないと、いくら知識をもっていても問題を解けません。そういう意味では、当時、やはりたくさん読書をしたことは、私にとって良い経験でした。

私が脳の研究に進むきっかけとなったのは、中学生の時に抱いた夢です。でも、そもそもの始まりは、女の子にふられたことでした。

それまでは自分の感情や考えをベースに物事を考えていましたが、初めて、自分の思い通りにならない人間がいることを知りました。その人は自分なりの考えや人生をもっていました。私は、人は自分とは異なるという現実を目の前に突きつけられたのです。そして、「自分とは何か。何の目的でここにいるのか。人間はなぜ地球上に生まれたのか」などと真剣に考えるようになりました。

当時の私が出した結論は、「人類が滅びる瞬間を自分の目で見れば、なぜ人類が地球に生まれたかを知ることができるのではないか」というものでした。しかし、自分が生きているたった数十年のあいだに、その日が来る可能性は限りなく低い。そこで思いついたのが、「自分の脳をコンピュータのなかに移植すること」でした。そうすれば、自分の意識はコンピュータのなかで生きつづけられると思ったのです。こうして脳への興味が湧き、高校生になってもその思いは胸のなかにありつづけました。

それでも、高校に入学したころの私は、パイロットになりたいと考えていたのです。

「パイロットってかっこいいよな」

「うん、俺もなりたい！」

「どうやったらパイロットになれるかな」

「航空大学校に行けば、パイロットの勉強と訓練ができるらしい」

「じゃあ高校卒業後は、普通の大学じゃなくて航空大学校へ行こうぜ！」

そんな話をしていた友達の一人が、ある日、ある噂を聞きつけてきました。

「おい、パイロットの入学試験の時に、何分息を止められるかっていう課題があるらしいぞ」

「本当か？　練習しないとまずいかもな」

そこで、パイロットになりたい連中で授業中に息止め合戦をすることになりました。そんな高校時代でしたが、そのうちに私の視力が落ちはじめてきたのです。裸眼ではあまり見えないようになってしまいました。これは、暗い所で本ばかり読んでいたからかもしれません。裸眼で視力が良くないとパイロットになる資格を得られないと聞いて、私は、「これはだめだ」とパイロットになるのは諦めたのです。

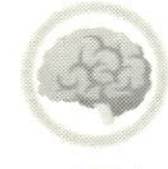

青葉城恋唄（あおばじょうこいうた）にさそわれて仙台へ

あらためて自分の将来を考えました。そして、やはり脳に関する研究をしたいと思うに至ったのです。自分の脳の中身をコンピュータに移植したい、そのための研究をしたい、と。そこで、それを実現する道を調べ、医学部に進みたいと考えるようになりました。

当時の私は、少し頑張れば医学部に入れると思っていました（過信もいいところ！）。しかし、当然ですが医学部は、簡単に入れるところではありません。入試では、箸にも棒にもかからず惨敗。小さいころから勉強とは縁遠い生活をしてきた私は、それからの一年間は、予備校にも通って生まれて初めて必死に勉強しました。

その結果、模擬試験で下から六番目の成績を取ったこともある私が、なんと東北大学か京都大学の医学部ならなんとかなりそうというところまで成績を上げることができたのです。

受験先を決定する時、ちょうど世間ではさとう宗幸（むねゆき）さんの「青葉城恋唄」という歌が流行っていました。仙台の街を舞台にした失恋の歌です。その歌詞から、仙台は街のなかを川が流れていて、とても風光明媚な街なのだろうというイメージを抱きました。

仙台にある東北大学に行くか、京都にある京都大学に行くか。

「きれいで住みやすそうな仙台の街に行ってみたいなあ」

そう思った私は、東北大学の受験を決め、無事に合格することができました。

ただ、一つだけ「しまった！」と思ったことがあります。粋でたくましい江戸（関東）の男性と、洗練されて美しくしとやかな京都の女性はお似合いのカップルだとする、「東男に京女」という言葉があります。千葉県出身の私は、京都に行けばモ

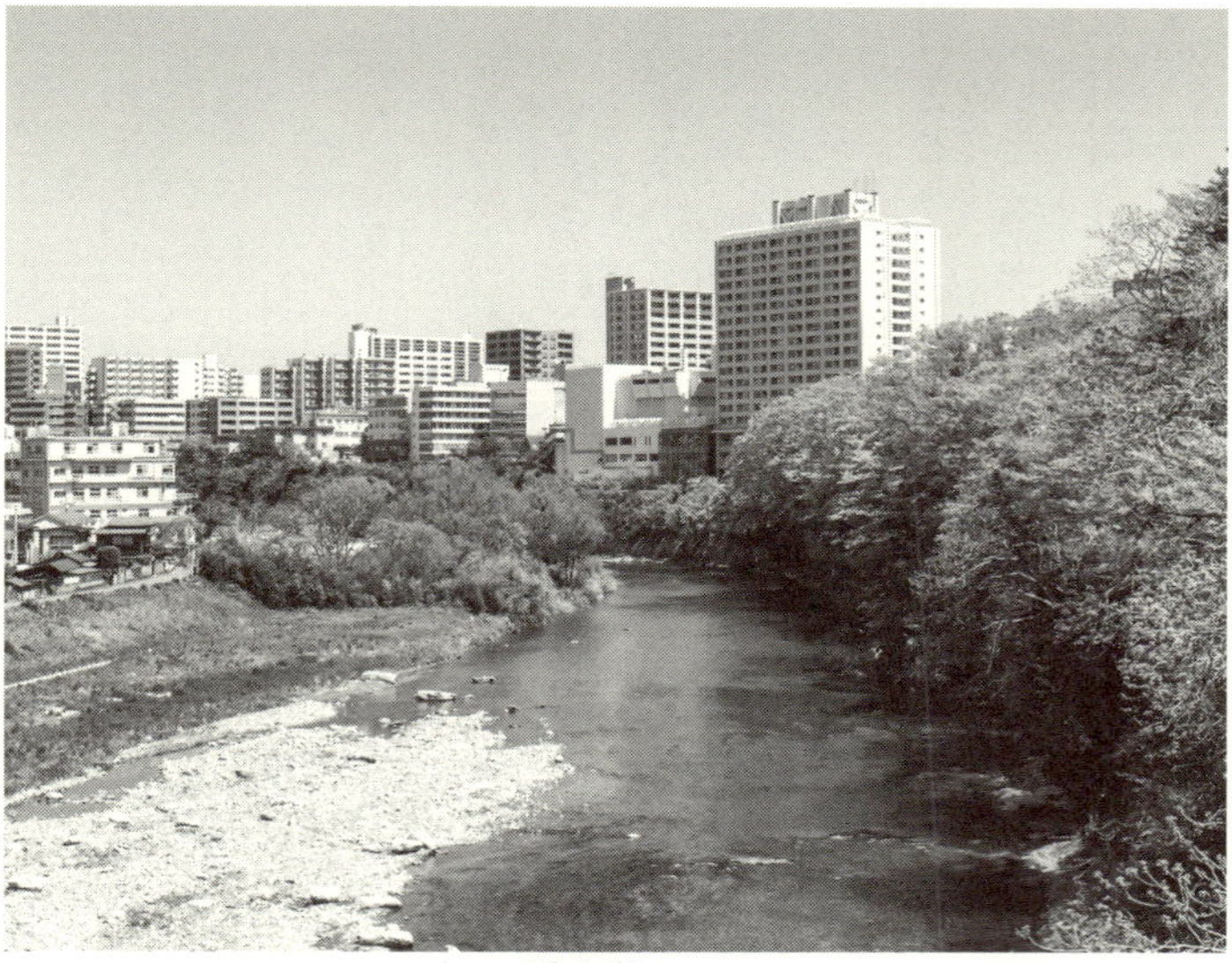

青葉城恋唄の歌詞に登場する広瀬川と仙台の街。

テたかもしれない……。当時は私も若かったですから、そんな思いもちらりと頭をかすめました。

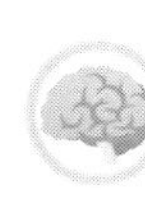

勉強にも遊びにも全力投球

晴れて東北大学医学部の学部生になった私ですが、大学時代の勉強はなかなか大変でした。例えば内科や外科など、街の病院で働いている医師はたいてい自分の専門の診療科をもっています。しかし、実は大学の医学部では、希望の診療科の有無にかかわらず全員が全科の勉強をすることになっています。ですから私自身は脳の基礎研究をしていますが、すべての診療科の知識も一応もっています。

医学部は卒業まで最短六年間ですが、そのあいだに覚えなければならないことが山のようにあります。将来は人の生死に直接関わる仕事をするわけですから、当然勉強に関してはものすごく厳しい。

私たちは、こんな笑い話があります。「もう一度大学受験をしろと言われたらやる気がする。でも、医学部をもう一度卒業しろと言われたら絶対に嫌だ」。みんながそう思うくらい、ものすごくたくさん勉強をさせられました。最も苛烈な勉強を強いられたのは、なんといっても肉眼解剖学です。後にも先にも、あの時ほど、根を詰めて勉強をしたことはありません。今でも夢でうなされることがあります。無数にある神経や血管の名称はもちろんのこと、骨のわずかな溝の名称まですべてラテン語で暗記をさせられました。試験前に帰省した時には、大学受験の時に使ったこともなかった単語帳を片時も手放さず、ぶつぶつとラテン語をつぶやいていました。母はそんな息子を見て、頭がおかしくなったのではと本気で心配したと、あとから聞きました。

試験は少人数のグループで教授に挑む口頭試問でした。同級生が教授の厳しい質問に目を白黒させている時も気を抜くことができません。顔色から答えを知らないと悟られると、すぐに質問が飛び火し落第の危機を迎えます。かといって知ったふりをして同級生の回答に下手に相槌を打ったりすると、その答えが間違っていた時には、何も質問もされないまま道連れで落第します。私の時は、期末試験でなんとか調子よく答えていたのですが、最後に突然、上腕骨の標本を出されて、ここの名称は？　との質問に、答えることができず再試に回されました。骨に関しては中間試験で集中的に攻められたので、期末試験では出ないと踏んで復習を一切しなかったが故の敗北でした。試験直前、一夜漬けどころか、一週間漬けくらいして、大変な思いをして覚えたはずだったのに、試験終了後のコンパで朝まで騒いだあとは、一夜にして記憶がおぼろげになったのを覚えています。後述しますが、ちゃんと寝ないと記憶は脳に定着しないのです。一番キツイ思いをした解剖学の勉強でしたが、担当の石井敏弘教授（故人）は、最も敬愛する先生でした。

そうやって勉強にはかなりの時間を取られましたが、もともと体を動かすのが好きだった私は、部活動も一生懸命やりました。高校の時に遊びでやっていたラグビーを本格的にやろうと、大学のラグビー部に入ったのです。そこでの経験から学んだ「粘り強く前へ前へと進む精神」は、現在の研究活動にも大いに役立っていると感じます。

浪人時代になまり切った身体を締めなおしてモテモテになり大学生活をエンジョ

イするために、入学したら運動部に入って身体を鍛えようと決めていました。どうせやるならちょっとハードなほうが面白いかなと思い、入学式のあとに医学部ラグビー部の部室を訪問しました。当時は新日鉄釜石の全盛期で、ラグビーに世間の注目も集まっていた時期でした。

もっとも東北大の医学部の先輩たちですから、ラグビー部とはいえ、学究肌の紳士たちの集まりに違いないと思ったのですが、飲んで裸踊りをするユニークかつ愉快な面々が部室にたむろをしていました。清い水には住めそうもない先輩たちを見て、これは楽しい六年間を過ごせるに違いないと思い入部を即断しました。

当時のキャプテンは東北大学医学部ラグビー部の創設者であり、現在も医学部ラグビー部の監督をしてくださっている深谷雄一郎先輩で、新日鉄釜石のスター松尾雄治選手と、高校選手権で同じポジションで渡り合ったというバリバリの本物でした。医学部のチームなのに、元日本高校代表の求めるレベルは高く、一年間の受験勉強で弱りきった私の肉体は悲鳴を上げつづけました。しかし、そんなキツサを練習後のビールでリセットする楽しい毎日でしたので、一年生の時はスクラムの真ん中でひたすらおしくらまんじゅうをするプロップというポジション。痛いし、暑いし、臭いしで、あまり楽しくはありません。その後、学年が上がるとともに地位と権力も上昇し、スクラムを押し込む係のロック、フォワードの花形ナンバーエイトと、順調に３Ｋ（ケイ）（キビシイ・キツイ・キタナイ）ポジションからの離脱に成功、最後は最後列のフルバックでフォワードの肉弾戦の高みの見物をして卒業を迎えました。妻が見ていた試合で、自陣奥深くから独走してトライを決めたのが自分のベストプレイです。大学生活最後の試合の前半で膝の靭帯を伸ばしてしまい、まともに走れないのに、リタイアが嫌で後半も戦いました。そのせいで、冬になると毎年膝が痛みますが、当時、熱い魂をもっていたことはちょっとだけ自慢です。

　頭のネジが何本か外れた異端児扱いを受けていたラグビー部ですが、熱い魂をもつ男たちの生命力は極めて旺盛で、ここから大学教授を輩出しています。当時一緒にプレイをした後輩は現在本学の五十嵐和彦（いがらしかずひこ）医学系研究科長。二〇一七年、東北大学の医学部のキャンパスはラグビー部の軍門に落ちたと密かに喜んでいます。

ラグビー部は練習もハードでしたが、遊び方もなかなかハードでタフでした。例えば、仙台の秋の風物詩として、野外でみんなで鍋を囲む「芋煮会」という行事があります。一般的には河原やレジャー施設でおこなうことが多いのですが、私たちのラグビー部では、仙台の街を流れている広瀬川の上流の奥新川（おくにっかわ）まで行って、そこからさらに鍋やビールを担いで沢を登って、なるべく奥地まで行ってやる芋煮会が恒例となっていました。整備されていない場所なので、芋煮会の一～二週間前くらいに大雨が降ると、橋が流されていたりします。道なき道を、背中に重いビール一ケースなどを背負って、はいつくばったり木や草をかき分けたりして、傷だらけになりながら進むのです。

奥新川へ行く時は、最初から海水パンツをはいていきます。川のなかをざぶざぶ歩いたり、時には泳いだりすることがもうすでに前提になっていたのです。下級生が川に流されそうになったこともありました。しかし、仲間とともに苦労をしたり笑ったりと、それはそれは楽しい行事でした。

そのほかにも、友達とテニスに行ったり、昼休みに碁を打ったり……。勉強が大変だと言いながら、結局は遊ぶことにも一生懸命でした。遊びには意欲的に取り組みつつ、卒業のためにやらざるをえなくて必死で勉強する。そんな充実した学生生活でした。

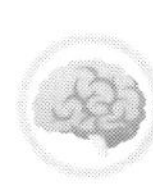

大学院入学と霊長類研究所（れいちょうるいけんきゅうじょ）時代

私はいつの日か最先端の装置で脳の研究をしたいと、願うようになっていました。大学の医学部で医学全般を学んでいる時も、やはり最も興味があるのは脳のことでした。私は大学の課題やテスト勉強をこなすかたわら、脳の仕組みを生理学的に解き明かそうという大脳生理学の本を好んで読み、脳についての基本的な知識を身につけていきました。

私が忙しい日々を過ごしていた医学部五年生の時、東北大学にポジトロンCT（シーティー）（ポジトロン断層法）という最新鋭の装置が設置されました。ポジトロンCTはPET（ペット）ともよばれており、検査薬を体内に入れて撮影することで、薬の成分が特定の部位に集まるようすを確認できる装置です。例えば、がん細胞には健康な細胞よりもブドウ糖を取り込みやすいという性質があります。そこで、ブドウ糖に近い成分を体内に注射してポジトロンＣＴで撮影すると、もしがんがあれば、そこにブドウ糖が多く集まるようすがわかります。従来の検査では見つけにくかった初期のがん細胞も発見できるのです。現在では、病気を早期に発見したり詳しく診断したりできる検査方法として、レントゲンやＣＴ、ＭＲＩなどとともに全国の病院で使われています。当時の東北大学は、日本の国立大学で初めてポジトロンＣＴを設置したのでした。

欧米の最先端の論文によると、ポジトロンＣＴで脳の働きを画像化することで、脳がどういう時にどのように働くかを知ることができるらしい。それを知った時、私は「チャンスだ！」と思って、密かに興奮しました。

私が本当にやりたかったのは、脳の仕組みを解き明かすことではなく、人間の心を捕まえる研究でした。そしてそれは当時、世界中どこを探してもまだ誰も研究していない分野でした。

「脳の働きを見られるこの装置を使えば、そしてそれを細かく研究していけば、人間が自分のことをほかの誰でもない自分だと認識する脳の回路をつくれるかもしれない。どこにどのように電気を流せば自分になるのかということを解明できるかもしれない。それがわかれば、人間の意識をコンピュータのなかに移植することができるかもしれない」と。

私の進路が決定した時でした。私はほかでもないこの大学の大学院に入って、ポジトロンCTを使って脳と心の働きの関係を見つけ出したいと思ったのです。

一九八五年、東北大学医学部を卒業した私は、そのまま大学院医学研究科に入りました。

大学院では、脳の研究に没頭できるはずだったのですが、指導教授の方針で、まずは医師としての修行からスタートしました。X線CT写真の読影に、肺がん患者の放射線治療や化学療法の手伝いをしました。また、地方の民間病院に赴任し、一般内科医としての研さんも積まされました。思い出すと冷や汗が出ますが、胃の内視鏡検査などもやっていました。医学領域の基礎研究の競争相手は、今後、医師ではなく、理学部出身者などになる。そうした連中と戦って勝つためには、医師としての視点をもたなくてはいけないとの考えだったそうです。もっとも大学院生とはいえ、家族を養う身としては、医師として飯が食えたのは幸せでしたし、臨床でへとへとになる生活はそれなりに満足感の高いものでした。臨床べったりの生活から解放されたのが大学院二年も終わろうとしていた時期です。振り返ると脳研究の「の」の字にも手をつけることができていませんでした。脳研究に使えるとの触れ込みであったポジトロンCTを使った研究は、医局の先輩たちのがん研究の手伝いが主でした。

そのような状態でしたので、ポジトロンCTをどのように活用すれば自分の研究に生かせるのか、まだまだ研究者の入り口に立ったばかりの大学院生である私にはわかりません。それどころか、私にそれを教えてくれる人すらいません。生きている人間の脳の活動を測定して画像化することを「脳機能イメージング」と言いますが、当時、ほかの人に指導できるほどこの分野に精通している研究者は、国内には誰一人いなかったのです。

そこで私は、ポジトロンCTの使い方を知るために、先行して大きな成果をもっている大脳生理学の研究にふれようと考えました。

――今、大脳生理学の世界では、サルの大脳活動の研究が脚光を浴びている。それを、人間の脳機能イメージング研究に当てはめることができないか。そこから始めてみるのであれば、自分自身がサルの大脳生理学者のなかに飛び込んで、彼らが何を考えているのかを肌で摑むべきだ。

実は、サルを使った大脳生理学の勉強は、東北大学でもおこなうことができました。しかし、自分が所属する研究室に物理的に近い距離にいると、指導教授や先輩から、やれ研究の手伝いだ、やれこれをどこそこに取りにいってくれなどと、四六時中雑用でよびだされてしまうでしょう。これでは、落ち着いて自分の勉強や研究に没頭することができません。

そこで、私は考えを巡らせました。そして、東北大学医学部に赴任されたばかりの丹治順（たんじじゅん）教授にお願いして、京都大学霊長類研究所の久保田競（くぼたきそう）教授を紹介していただきました。

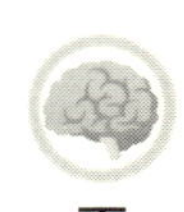

霊長類研究所で学んだこと

私が京都大学霊長類研究所に特別研究学生として在籍していたのは、一九八六年からの一年間です。実は、霊長類研究所（霊長研）は京都ではなく、愛知県犬山市（いぬやまし）にあります。私は、次男をお腹に宿した妻と、まだヨチヨチ歩きの長男を連れて、霊長研から歩いて十分程度のアパートに引っ越しました。初めての街での生活はストレスも多いかと緊張して生活を始めました。しかし、忙しかった大学での臨床業務から離れ、家族との時間をたくさんもてるようになったので、案ずるより産むがやすしでした。今でも霊長研の後輩からは、川島さんは子どもを風呂に入れてから飲みに出てきていたと言われます。研究に没頭しつつ、犬山という小さな街で、家族で小さく固まって生活できたのは良い思い出です。

医学の研究は、基礎研究と臨床研究に大きく分かれます。基礎研究は、医学の発展のために人間の体の仕組みや機能などをより詳しく、より正確に解き明かそうとするものです。一方、臨床研究は、基礎研究から得られた理論や知識に基づいて、実際に病気やけがなどで苦しんでいる人たちのために治療法を模索する研究です。私が大学院で所属していた研究室は、臨床研究をおこなっていました。同じ医学の研究ではありますが、基礎と臨床では向いている方向も考え方も疑問へのアプローチのしかたもまったく異なっています。霊長研で初めて基礎研究の科学者たちと深く知り合うことになった私は、大きなカルチャーショックを受けることになりました。

今はずいぶんと変わってはきましたが、当時の医学部では、教授が右を向けと言えば、どんなに理不尽だと思っても身体だけは右を向かなくてはいけませんでした。医局の先輩から最初に教えられた言葉が「はっても黒豆」でした。教授と意見が違っても、面と向かって異なる意見を述べることはご法度でした。学生時代の臨床実習でも、臨床の教授たちには畏怖しか感じませんでしたので、それが当たり前と思っていました。教授に逆らった若い医局員は地方に飛ばされ、今はどこで何をしているのかわからないという都市伝説がまことしやかに語られていましたし、正直、私も信じていました。

もっとも、理不尽な指示を受けても心は右を向くことはありません。私はそれが顔に出やすいのか、教授のお気に入りは教授室のそばに机をもらえるのですが、大学院一年生の時から、教授室からははるかに遠い、当時「梁山泊（りょうざんぱく）」とよばれていた、教授にあからさまにはしっぽを振らないレジスタンス部屋に机をあてがわれました。

霊長研の指導教授の久保田教授は東大医学部出身でしたから、当然、研究室の運営でも、「医学部の掟」がまかり通っているものと思い緊張していました。しかし、抄読会などで研究に関する議論が始まると、教授も大学院生も唾を飛ばして激しくやり合います。助手はもとより、大学院生も、自分の正しいと思う意見は一歩も引かず堂々と教授や助教授にぶつける姿に驚いたのを覚えています。さらに驚いたのは、大学院生たちがどんなにヤンチャに教授に立ち向かっていっても、久保田教授はその学識の高さできっちりと反論され、大学院生たちを納得させることでした。自由闊達かつ高度な学問の空気はとても新鮮かつ、まぶしかったのを思い出します。

大学院生たちは教授に面と向かって議論をふっかけることはあっても、面白いことに陰では先生はやっぱりすごいと尊敬していました。私の医局の経験と真逆でした。身体は左を向いて戦うのですが、心はしっかり右を向いているのです。そんな教授の威厳は、院生だけでなく、実験動物たちにも通用していました。ある日、実験中のニホンザルが脱走をして、我々は網をもってドタバタと追いかけていたのですが、さすがに敵もさるものひっかくもの、数人で追い込んでもまったく捕まえることができません。しかし、我々の醜態に業を煮やした久保田教授が「こら！」と一声どなると、我々院生だけではなく、脱走していたサルまで萎縮して動かなくなり、サルはあっさり捕縛されました。

また、研究そのものとは別のことですが、私にとって目からうろこの体験がありました。当時、霊長研の久保田教授といえば脳科学の最高権威と言ってもいいほどの方で、大学院生の私にとっては、はるか上空の山の上に暮らしていらっしゃる仙人のような畏れ多い存在でした。実際、短期間とはいえ研究室に在籍した私は、先生が大脳生理学の基礎研究に対して非常に真摯で厳しい態度で臨む方だということを知っています。その大先生が、多くの一般書籍を出し、新聞にコラムを書き、そして時々はテレビにも出演されている。これは大変驚くべきことでした。

昔はもちろん、現在でも多くの基礎科学研究者、とくに年配の研究者たちは、学者がマスメディアに登場することをあまり喜ばしいことだとは考えていません。

「基礎科学研究者は、霞を食って生きていける仙人のような人でなくてはいけない」

「テレビや新聞に登場して大衆におもねるような軽薄な学者は、まともな現役の研究者ではない」

学生時代の私は、そう思い込んでいました。マスメディアに登場している彼らの発する情報に科学的真実があるとは思えませんでしたし、実際、医学部の授業で聞いた医学的知識とは異なる情報が流れていることもありました。しかし、マスメディアに積極的に情報を提供している久保田教授の姿を見て、こうした私の感覚は少しずつ変化していきました。一年間の「内地留学」を通して、「社会への貢献」や「大衆への科学知識の啓蒙活動」といった概念も、私のなかに芽生えはじめたのです。

霊長研でおこなった研究は、サルがGO/NO-GO（ゴーノーゴー）課題をおこなっている時に、大脳の補足運動野という場所に、サルが行動を起こす二秒くらい前から発火する神経細胞に関することでした。GO/NO-GO課題とは、久保田教授が発案された課題で、例えば赤のランプが点いたらレバーを押す、しかし青のランプが点いたらレバーを押してはいけないというものです。レバーを押さないというところがみそで、この実験で前頭前野の抑制機能を調べることができると考えられています。抑制機能というのは、平たく言えば我慢をする能力のことで、ヒトの子どもでは幼稚園の年中くらいにならないと十分に発達しない認知機能です。ちなみにその後、ヒトがGO/NO-GO課題をおこなっている時の脳活動をポジトロンCTで計測し、予想通り、前頭前野がNO-GOすなわち抑制機能に関連している直接証拠を世界で初めて示すことに成功しています。サルの脳研究をヒントに、ヒトの脳研究を展開する目論見は結果として見事に成功しました。

さて、運動開始の二秒も前に活動する神経細胞ですから、運動の意図（意思）と関連するに違いない、大発見だとみんなで喜んだのですが、論文を書いている最中に、イタリアの研究チームから、まったく同じ趣旨の論文が発表され、ひどく落ち込みました。幸い、この一連の研究成果で、東北大学で医学博士をもらうことはでき、研究者として独り立ちの時を迎えました。

霊長研にいる時に、久保田教授から紹介してもらった一本の論文がその後の私の運命を変えました。ある日、久保田教授が、こんな論文が出ていると、論文のコピーを手渡してくれました。私が近い将来ポジトロンCT装置を使ったヒトの脳研究をおこないたいことを知っていたので、気にしていてくださったのかもしれません。その論文は、スウェーデンのカロリンスカ研究所から発表されたもので、ポジトロンCTを用いてヒトが考えている時の脳活動を画像化できたというものでした。その論文を読んだ時の興奮は忘れることができません。私がポジトロンCT装置を使ってやりたいと思っていた研究をすでにおこなっていた先人が現れたのです。その時、私は、先を越されたという思いではなく、この論文を書いた先生に師事し、研究のイロハを教わりたいと強く思ったのでした。

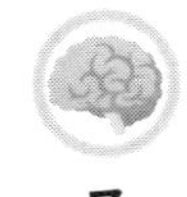

スウェーデン・カロリンスカ研究所へ

東北大学に戻った私は、学位取得のお礼奉公などをこなしつつ、生涯の師となるカロリンスカ研究所のペル・ローランド教授にあなたのところで勉強させて欲しいと手紙を書きました。東北大学医学部に合格でき、妻を射止めることもできたあたりから、自分の強運を感じていましたが、この時も神風は見事に吹いてくれました。普通は、見ず知らずの外国人、それも勤勉だけが取り柄で肝心の英語が苦手なことが世界的に有名な日本人が、研究室の仲間に加えてくれと手紙を書いても相手にはされません。医局の先輩から、コネがあるなら別だが、そうでないなら百通手紙を送っても一通返事がくれば良いほうであろうと言われていました。しかし、手紙を送った数週間後に、ローランド教授から、すぐに来いとの手紙が届いたのです。ちょうどローランド先生がカロリンスカ研究所で正規の教授のポストを得たタイミングに、私の手紙が舞い込んだようでした。私と同じ時期に、手紙を出したオーストラリア人のブレンデン・オサリバン博士と二人、新興ローランド一家を構えることになりました。

　私費で留学をするつもりだったので、スウェーデンに行くのを一年待っていただき、必死で田舎の病院の当直業務などをこなして軍資金をため、妻と子ども三人を連れてスウェーデンはストックホルムに渡りました。幸いラグビー部の同期、現在筑波大学医学部教授をしている加藤光保(かとうみつやす)君が、半年早くスウェーデンのウプサラ大学に留学していたので、彼と彼の家族の助けを借りて、大きなトラブルもなく海外生活を始めることができました。

ストックホルムでは、カロリンスカ研究所が外国人研究者専用のアパートをもっていて、運よく空きがあり、４ＬＤＫの立派な部屋に住むことができました。ストックホルムに着いたのが一九九一年の夏、太陽は夜の十一時過ぎまで落ちません。老若男女、夕食のあとに、宿舎の裏手にある大きな公園で散歩をしたり、サッカーをしたりしていました。子どもたちは、まだ明るいのに、なぜ寝なくてはいけないのかと文句を言っていました。物価はあきれるくらいに高かったのですが、それ以上に快適な暮らしができました。お金の余裕はない。スウェーデンという国には、これといった娯楽もない。なので、家族五人の濃密な時間を過ごすことができました。

カロリンスカ研究所ではローランド先生から、ポジトロンＣＴを使った研究について一から学ばせていただけただけでなく、研究者としての心構えや考え方のすべてを叩き込まれました。今でも私の習慣となっている、誰よりも朝早く研究室に行き仕事をする習慣は、ローランド先生から教わった、研究者として生き抜くためのイロハのイでした。

必死で頑張っていたことを評価していただけて、二年目からは、カロリンスカ研究所から給料をもらいました。また、留学が終わる時には、スウェーデン語の学習コースに通う必要はあるが、このまま自分の研究室の准教授で残ってくれとまで言われました。そのままスウェーデンに残っていたら、私の人生はどう展開していたのだろうとよく思います。後ろ髪を引かれましたが、スウェーデンでの教育を受けた時に、息子たちはいったい何人としての人生を送ることになるのか、それは彼らにとって幸せな人生になるのかと考え、帰国する道を選びました。妻はスウェーデン残留を望んでいました。帰国時、妻のお腹には四男がいましたので、カロリンスカ研究所に残ることを決めていたら､スウェーデン国籍をもつことになっていました。

霊長研時代の研究を背景に、ローランド先生のもとで、手を動かす時の脳活動を中心に研究をおこないました。ヒトの大脳の運動野に、従来知られていた筋肉の収縮の命令を出す領域のほかに、運動の準備をするより高次な機能をもつ領域があることを発見し、一流雑誌に掲載することができました。また、手の運動に集中すると、大脳の視覚領域の活動が抑制されることも発見し、これも一流雑誌に発表することができました。実は、こうした視覚領域の抑制が生じると考えたのは、学生時代のマージャンの経験からでした。盲パイをしている時に目をつぶってしまうことが多いのは、きっと触覚に集中する時に視覚情報が邪魔になっているに違いないと思い、当時誰も注目をしていなかった、脳活動の抑制現象を解析したのです。

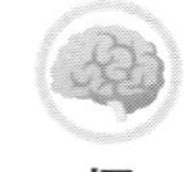

帰国後の研究と「学習療法」の誕生

帰国後、東北大学助教（当時は助手）として雑務に追われつつも、運よく独立して研究を推進するだけの研究費を取ることもでき、カロリンスカ研究所で学んだ研究手法を東北大学で展開することができました。研究者としてのキャリアアップのための修行の始まりです。理想は、教授となり、自分の研究室を主宰し、ローランド先生を招へいして、立派になった弟子の姿を見てもらうことでした。脳研究に興味をもった大学院生を引き連れ、実験を企画し、データを集めては論文を書く、そんな生活が続きました。当時指導をした院生のなかから、東北大学教授が二名生まれたのは何よりと思っています。

強運の私は、二〇〇一年に教授に昇格し、二〇〇二年には脳機能を画像化する研究領域で世界最大の学会、Human Brain Mapping 学会を仙台で主宰し、ローランド先生を招待することができました。先生から受けたご恩を少しだけ返せたことにほっとしたのを覚えています。

まだ教授になる前でしたが、私のその後の研究の方向性を変える出来事がありました。月刊『宝島』の取材が舞い込んできたのです。脳研究に世間の注目が集まりだした時期で、東北大学に留学帰りの生きのよい研究者がいるらしいと聞きこんできてくれたようでした。インタビューでは、まじめに研究の話をしていたのですが、記者の方が、何か面白いエピソードはないですかと振ってきました。そのままでは魅力的な記事にならないとの判断だったのかもしれません。その時に、サービス精神で、大学院時代におこなっておお蔵入りになっていた研究の話をしました。

当時はファミコンが世に出たばかりで、スーパーマリオブラザーズをはじめ、テレビゲームが大流行していました。私もマリオやドラクエにはまっていました。前述の通り、脳研究をしようにも、やり方も解らなかっただけでなく、研究をするための軍資金もありませんでした。梁山泊のボス山田健嗣(やまだけんじ)先生と相談し、一計を案じ、とりあえず軍資金を確保しようとなりました。私の発案で、テレビゲームをしている時の脳活動をポジトロンCTで計測し、データを任天堂に売りに行こうとなったのです。比較対象として、つまらない勉強をしている時のデータを添え、価値を高めようと考えました。データが揃えば、任天堂は、家でつまらない勉強するより、ファミコンしよう！　と宣伝できるはずです。現在、そんな稚拙な、かつ不純な目的の研究計画を私の研究室で提案したら、確実にひどい目にあいます。私からも大いにののしられるでしょう。何でもありの、おおらかな時代でした。

フィールドアスレチックをするゲーム中と、一桁の連続足し算を延々とおこなっている時の脳活動を比較しました。しかし、結果は、我々の思惑とは逆で、ゲーム中にはほとんど脳は活動せず、なぜか退屈な計算をしている時に大いに脳が活動していたのです。我々は落胆し、データは机の奥深くに秘匿されました。それを思い出し、記者に顚末を話し、口がすべって「すなわち、ファミコンするより公文（くもん）しろってことですよ」と言ってしまい、それがそのまま記事になりました。

すると雑誌が出た翌日に公文の者と名乗る男から研究室に電話が入りました。私は、公文が抗議の電話をしてきたと思い込み、何度も居留守を使って諦めてくれるのを待ちました。しかし、その男、沖田克夫（おきたかつお）氏の粘り腰は想像以上で、電話を取り次ぐ秘書も根負けして、大学で面談をすることになりました。私は「公文」という名前を勝手に出してすみません、と頭を下げてなんとか勘弁してもらおうと考えていました。ところが、緊張して面談をすると、沖田氏の口から出たのは、「単純計算の繰り返しで脳がよく働くのはとても興味深い。公文式学習の効果の秘密に迫ることができるかもしれない。共同研究をしてください」という申し出でした。

拍子抜けした私は、ほっとしたこともあって、共同研究の安請け合いをしてしまいました。そして、「計算や音読など記号を積極的に処理することで、脳が活発に働き、結果、子どもたちの脳機能が発達する」との仮説の検証実験を始めることになったのです。しかし、当時は健康な子どもたちを対象として、何かをさせて成長の差異を観察することはご法度でした。今でも、倫理委員会のきわめて厳粛な審査が必要です。そこで比較的手軽に研究できる対象として、高齢者、それも認知症の高齢者を対象として最初の研究を開始することにしました。医学では手の施しようもない認知症の患者の認知機能に良い影響があることを証明できれば、間接的に子どもの教育にも効果があると謳うことができるであろう。そして、認知症で苦しむ患者さんやその家族への福音となれば、何よりの社会貢献になると考えました。

これまた運よく、この共同研究を遂行するための大型の外部資金を得ることに成功し、外に向かっては格好よく「国家的プロジェクト」ですと言える環境が整いました。せっかくの「国プロ」ですから、何か格好のよいコードネームをつけようと考え、チームメンバーと酒の席で、あーでもない、こーでもないと酔っ払いの不毛な議論を戦わせた結果、私がふと口にした「学習療法」という名称をつけることになったのです。その場ではほとんど意識朦朧となっていた私は、翌朝、仲間から聞きました。現在、毎日国内で一万人以上の認知症患者が利用し、米国でも利用されている学習療法が生まれた瞬間でした。そして学習療法はその後の脳トレの発案につながっていきます。

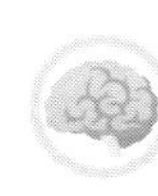

前途多難な船出

この研究を進める上で協力してくれたのが福岡県大川市の特別養護老人ホーム・永寿園です。永寿園では、当初は教材としては公文式学習で用いているものを使うことにしました。高齢者では目が悪い方も多いので、通常の教材を拡大コピーして使います。その後、子ども用の学習教材の内容やイラストを、認知症の高齢者が好まないことが明らかになり、私たちは専用教材を開発し、現在も使っています。そのほか、老眼鏡や学習の時に使う机、鉛筆など、必要なものはすべてこちらから送り、私たちは意気揚々と永寿園に向かいました。

「この研究がもしうまくいけば、認知症ケアの常識を一八〇度変えてしまうかもしれない。これは、それほど画期的なプロジェクトなのだ。認知症に悩む人たちに喜んでもらえる未来が早く見たい」

そんな希望に満ち溢れた私たちとは裏腹に、私たちを出迎えたスタッフたちは非常にさめた目をしていました。丁寧に応対してくれるのですが、心なしか態度もよそよそしく感じられます。

「ただでさえ忙しいのに、余計な手間を増やすなんて」

「どこの誰かわからないけど、この学者が人のいい副園長にうまいこと言って丸め込んだんだろう」

「なぜうちの利用者にドリルなんかやらせるの？　意味がわからない」

そんなことが囁かれていたのではないかと感じたほどの無言のプレッシャーのなか、私たちはこれからどのようなことをしたいのか、その目的は何なのかなど、一生懸命説明しました。スタッフからはいくつもの質問が投げかけられました。

「ドリルが脳に効くというのはどのくらい確証があるのですか？」

「ドリルが脳に良いと言っても、こんなに簡単な問題では意味がないのでは？」

「やりたがらない高齢者がいたらどうするのですか？　実際、あまり自分の部屋から出てきたがらない利用者さんもいるのですが」

「いつまでやれば効果があるという結果が出るのですか？」

スタッフの言葉には、どんなに鈍い人でもはっきりとわかるくらい「無理」「無駄」との思いが感じ取れました。さすがの私も、後日友人に「あの雰囲気では、最後まで実験をやるのは無理かもしれない……」と弱音を吐いたくらいです。

しかし、ここでひるんでいては研究は進みません。ようやく実験に協力してくれるところが見つかったのです。それに、無理だと思われているからこそ「よし、では自分がそれを実現してやろう！」というファイトが湧いてきました。きっと良い結果が出るはず、最終的にはスタッフたちにも高齢者自身やその家族にも喜んでもらえるはずだと信じていた私は、スタッフの嫌がるようすにまったく気づかない鈍感な学者を演じつつ、なかば強引に話を進めていきました。

実験の結果、利用者のなかには認知機能が改善し、社会復帰をされた方もいらっしゃいました。それまで医学の常識では、認知症は薬を使っても治らないといわれ

ていました。それが、この実験により、薬に頼らなくとも症状が改善できるという
ことが証明されたのです。

第三章

脳研究の歴史を概観する

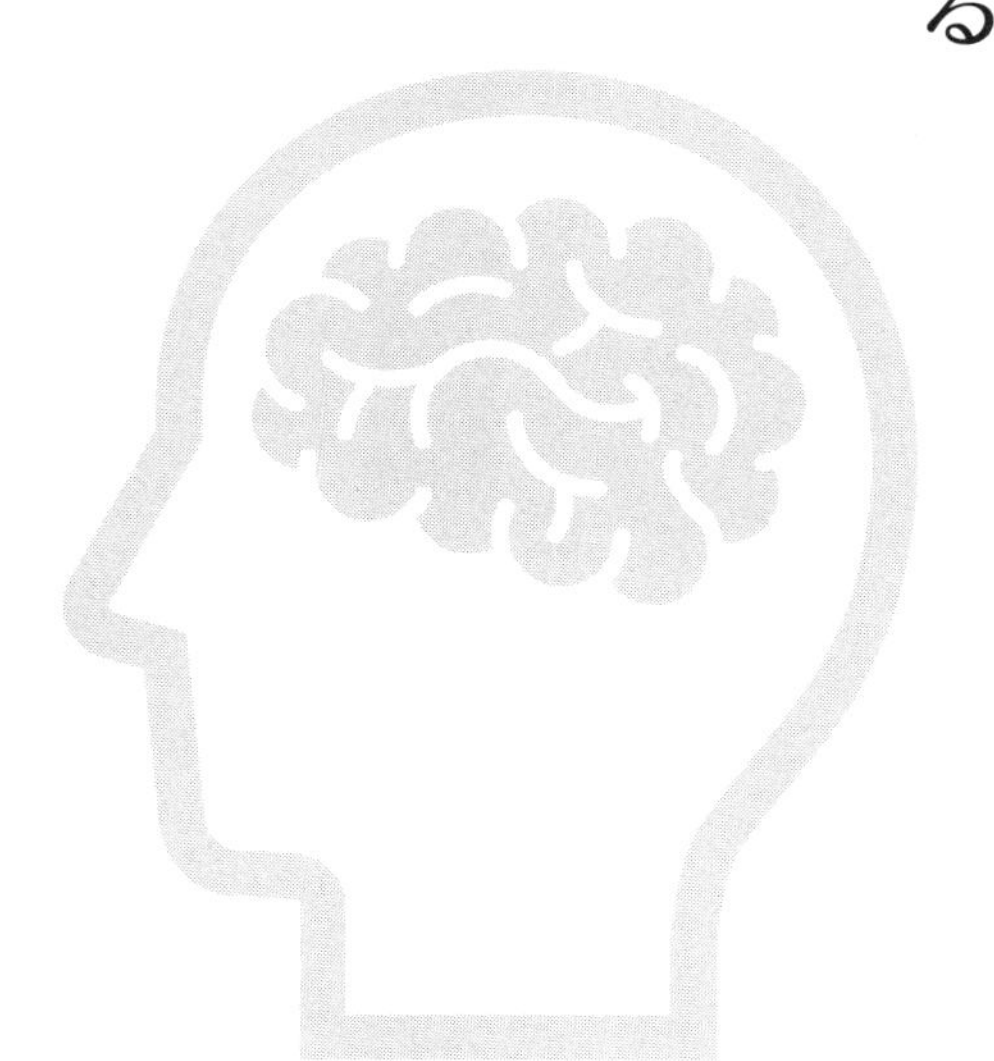

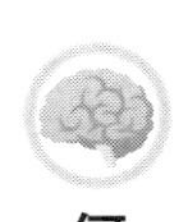

何をやっても最先端?!

前の章に記した通り、私は学生時代から最先端の研究をやりたいと願ってきました。そして今では、スマート・エイジング学際重点研究センターで「認知症ゼロ社会の実現をめざして」として実際に最先端の研究に取り組んでいます。しかし、ここで一つお話ししておかなければならないことがあります。こうした研究、すなわち脳科学は、現在、どんな研究をしても、ある意味「最先端」と言えるのではないかということです。

そもそも、現代の科学によって、脳の構造や働きは次第に解明され、脳が人の体全体をコントロールしている非常に大切な器官であることは、今なら子どもでも知るところとなりました。しかも、脳には、大きく分けて三つのことに関する「司令塔」の役割があることを知る人も少なくありません。

・大脳　ものを考えたり、覚えたりする知的な働き

・小脳　体のバランスをとるなど、運動に関する働き
・脳幹(のうかん)　呼吸など、生命を維持する働き

ところがこのように、脳がどんな仕組みで、どんな働きをしているかがわかってきたのは、人類の長い歴史のなかで見ればつい最近のことなのです。

言葉を理解して話したり、感情をコントロールしたりすることが、脳と関係しているとわかってきたのは十八～十九世紀のこと。簡単な読み書きや計算をしている時、脳の「前頭前野」とよばれる部分が活発になることがわかったのは、ここ二十～三十年のことです。それは、私が脳の研究を専門にやりはじめてからのことです。

世界でも日本でも、医学という学問は、もっとずっと前から、それなりに進歩していました。しかし、脳に関する研究は、非常に遅れていたと言っても過言ではありません。それは、なぜか？　かつては、生きている人間の脳を調べることはできなかったからです。

ところが近年、脳波(のうは)の測定や、ＣＴ、ＭＲＩなどの技術の進歩により、脳の働き

や構造を簡単に調べることができるようになりました。そのために、脳がどんな時にどのように活動しているか、脳のどの部分がどのような働きをするかといったことが、ようやくわかりはじめてきたのです。それでも脳には、わかっていないことがまだまだたくさんあります。なぜなら、脳はその働きも構造も非常に複雑だからです。

そこで、世界の研究者たちは、さまざまな方法で研究をおこなっているのです。どんな研究をしても最先端というのは極端ではありますが、そう言っても構わないと、私は考えています。

ともあれ、ここでみなさんに、そうした脳研究の歴史を振り返っていただきたいと思います。こうやってどんどん進歩してきているんだ！　と、理解してもらった上で、その歴史の先には、認知症ゼロ社会の実現をめざす研究があって、そう遠くない将来、それが実現する可能性を知ってほしいと思います。

では、少々長い説明になりますが、じっくり見ていきましょう。

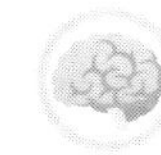

古代からのなぞ

生きている人間の頭のなかを割って見ることはできません。このため、脳の役割は長いあいだ、まったくわかっていませんでした。「心」は心臓にあると考えられていた時代もありました。

ところが、脳の手術というのは、紀元前からおこなわれていたというのですから驚きです。下の写真は、現在のパレスチナで発見された、紀元前二二〇〇〜前二〇〇〇年ごろの人のものと見られる頭蓋骨です。頭頂部の穴は、脳の手術のためにあけられたものではないかと考えら

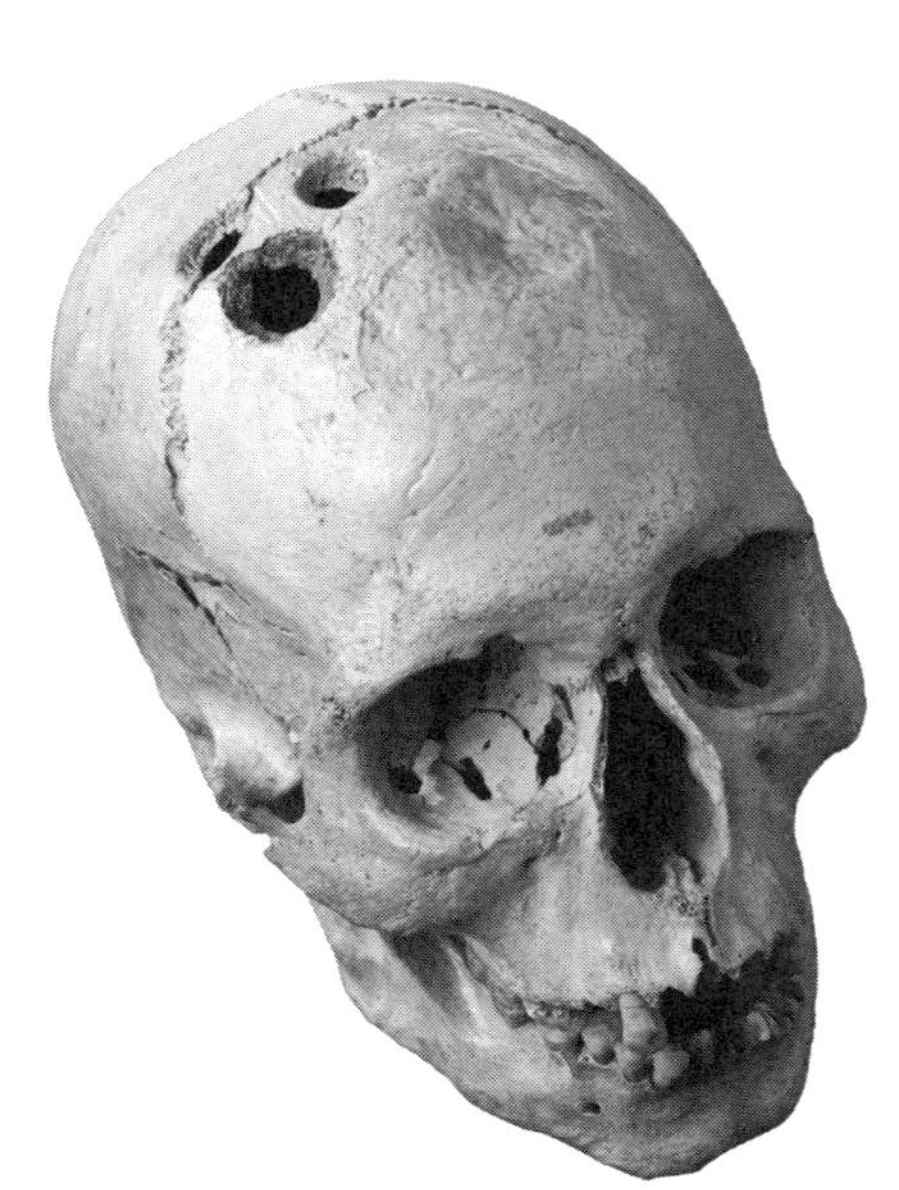

パレスチナのイェリコで 1958 年に発見された頭蓋骨。

れています。また、一二〇〇年ごろから一五三三年まで南アメリカで栄えたインカ帝国の遺跡からも、頭蓋骨に穴のあいた遺骨が多く発見されています（遺骨の時代は不明）。インカ帝国では頭をけがした時などに、治療として穴をあけていたのではないかと考えられています。

一方、次の話からは、古代の人類にとって、脳は、重要なものでなかったことを窺い知ることができます。それは、紀元前三〇〇〇年ごろに栄えたとされる古代エジプトでのこと。そこの遺跡から発見されているミイラには脳がないのが普通なのです。たいていのミイラの頭蓋骨のなかは、空っぽになっています。

身分の高い人が死ぬと、内臓は、一つひとつていねいに取りだされ、別々の壺に入れられたと考えられています。ところが、それに対し、脳は、鼻の穴や眼球を外したあとの穴や、こめかみのあたりにあけた小さな穴などからかきだされ、捨てられたと推測できます。ということは、脳がそれほど重要なものだとは考えられていなかったということです。

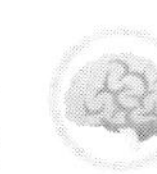

「医学の父」ヒポクラテス

紀元前に繁栄した古代ギリシャでは、政治や哲学などの学問が大きく発達しましたが、この時代には、医学も飛躍的に進歩したといわれています。

後世になって「医学の父」とよばれた古代ギリシャの医師ヒポクラテス（紀元前四六〇～前三七五年ごろ）は、当時原因がわかっていなかった「神聖病（癲癇）」の原因が脳にあることを指摘し、「心が脳にある」という考えを提唱したといわれています。このことは、脳の働きに関する人類史上初めての発見だとされています。

そのヒポクラテスの研究を受けついで医学を大きく発展させた人物がいます。医学者ガレノス（一二九～一九九年ごろ）です。彼は、ヒポクラテスの時代から六百年ほどあとの、ローマ帝国時代のギリシャに生まれました。外科医として多くの解剖をおこない、人間の体の仕組みの解明に多大な功績を残しました。史上初めて人間の脳を解剖した人ともいわれています。

ガレノスはヒポクラテスと同じように、人間の心は脳にあると考えていました。

脳のなかに空洞があって、水道管のなかを水が流れるように、脳の空洞を「霊気（れいき）」という液体が流れ、人間の行動をつかさどっていると考えたといわれています。

ガレノスの医学は、その後長いあいだヨーロッパ医学界の主流となっていきましたが、心が脳にあるという考えについては、当時からほとんど受け入れられませんでした。なぜなら、体をつかさどっているのは脳ではなく、心臓であるといった考えが古代から広く信じられていたからです。古代ギリシャの哲学者としてよく知られるプラトン（紀元前四二七〜前三四七年）やアリストテレス（紀元前三八四〜前三二二年）も、心臓が体をつかさどると考えていたといわれています。

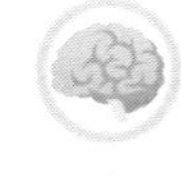

ルネサンスの科学

古代ローマの時代から中世にかけて、ヨーロッパで人びとの考えの中心になったキリスト教は人体の解剖を禁止していました。そのためもあって、脳研究はもちろん、医学は長いあいだ進歩しませんでした。脳に関する新しい発見もありませんでした。

ところが十四世紀に入ると、イタリアで、古代ギリシャやローマの芸術や科学を復興しようとする動きが盛んになります。「ルネサンス」とよばれる運動が起こったこの時期、美術や文学などの芸術が花開き、コペルニクスやガリレオ・ガリレイなどが登場して、現代に通じる科学が大きく発展していきます。地動説がとなえられたのもこのころです。

ルネサンスの時期には、長いあいだ禁止されていた解剖が解禁されました。ルネサンスの代表的な芸術家で科学者であったレオナルド・ダ・ヴィンチ（一四五二〜一五一九年）は、人体を解剖して、大量のスケッチをえがきました。彼のスケッチのなかには、頭のなかをえがいたものもありました（→巻頭口絵）。

ところが、解剖学にも通じたダ・ヴィンチは、医学に興味があったというよりも人体を詳しくかきあらわすことがおもな目的だったともいわれ、脳や内臓の機能についてはは解き明かそうとはしませんでした。

この時期、こうしてヒトの体のなかがどうなっているか、それまでと比べればばかなりよくわかってきてはいましたが、内臓の機能、まして脳がもつ役割は、ほとんど明らかになっていませんでした。

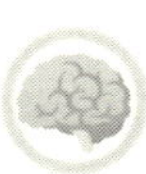

ヴェサリウスの解剖学

レオナルド・ダ・ヴィンチのあとに現れたのが、解剖学者のアンドレアス・ヴェサリウス（一五一四〜一五六四年）です。彼は現在のベルギーに生まれ、イタリアをはじめヨーロッパ全域で活躍。人体解剖を数多くおこなって現代の解剖学の基礎をきずきました。

彼は、一五四三年に『ファブリカ』（『人体の構造についての七つの書』）を発表。千年以上前のガレノスの知識に頼っていた当時の医学を、大きく前進させました。

このなかには頭蓋骨内部の解剖図もあり、脳の構造がきわめて詳しくえがかれています。これほどまでに正確な図がこの時代にえがかれたことは、今でも驚くべきことだとされています。

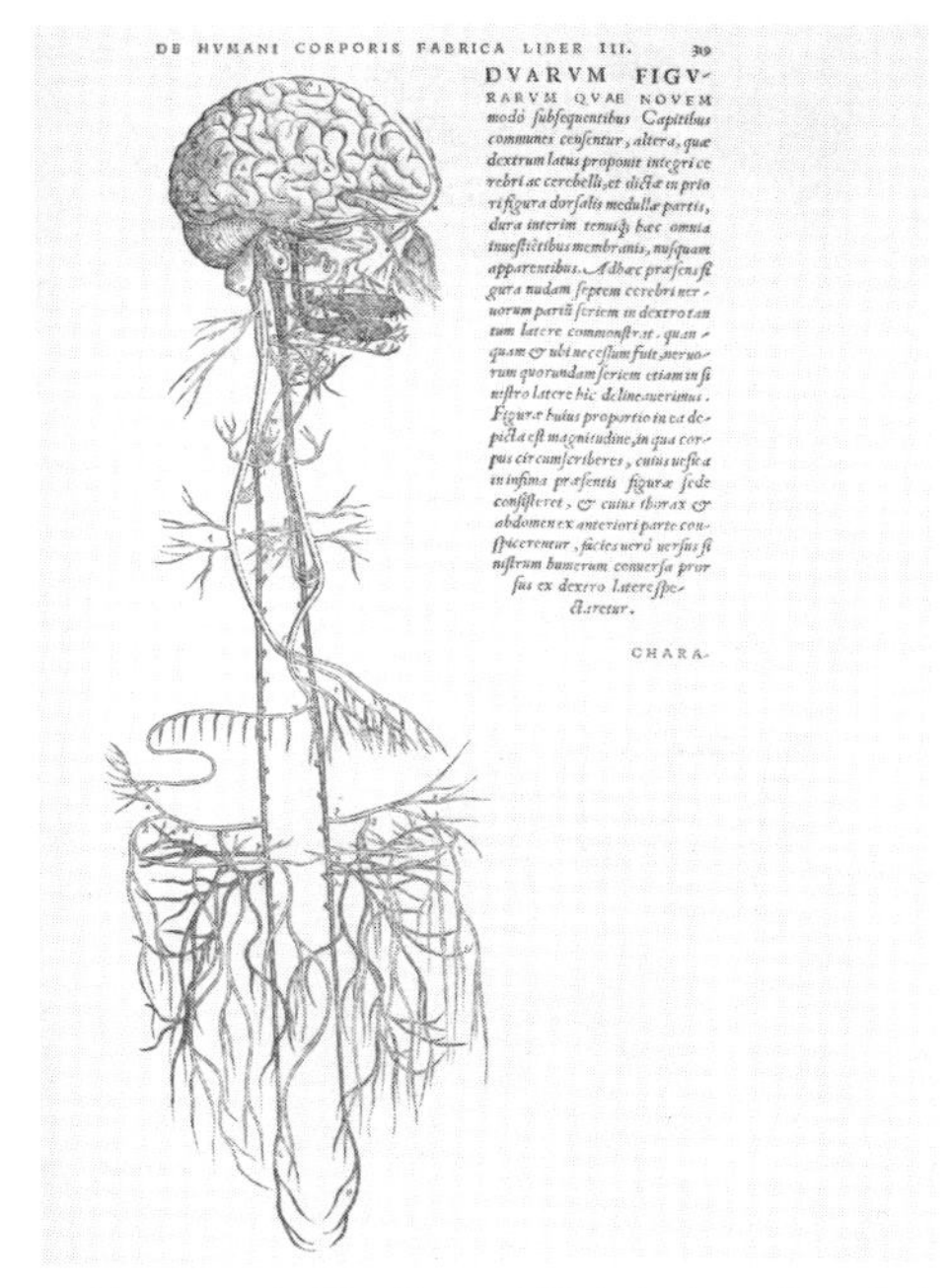

DE HVMANI CORPORIS FABRICA LIBER III. 319

DVARVM FIGVRARVM QVAE NOVEM

modò subsequentibus Capitibus communes censentur, altera, quæ dextrum latus proponit integri cerebri ac cerebelli, et dictæ in priori figura dorsalis medullæ partis, dura interim tenuiq; hæc omnia inuestientibus membranis, nusquam apparentibus. Adhæc præsens figura nudam septem cerebri neruorum pariū seriem in dextro tantum latere commonstrat. quanquam & ubi necessum fuit, neruorum quorundam seriem etiam in sinistro latere hic delineauerimus. Figuræ huius proportio in ea depicta est magnitudine, in qua corpus circumscriberes, cuius uesica in infima præsentis figuræ sede consisteret, & cuius thorax & abdomen ex anteriori parte conspicerentur, facies uerò uersus sinistrum humerum conuersa prorsus ex dextro latere spectaretur.

CHARA-

人体の図や解説が細かく記された、ヴェサリウスの『ファブリカ』。

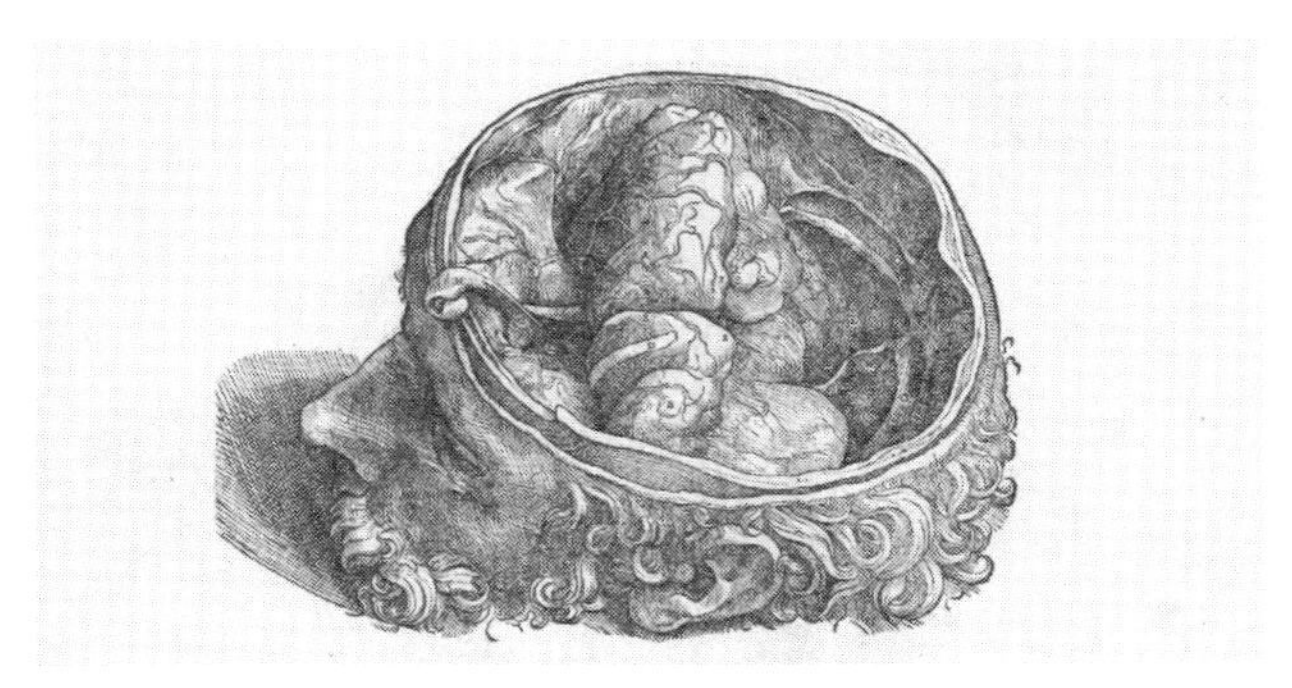

『ファブリカ』に掲載されている頭蓋骨内部の解剖図。

国立大学法人東京医科歯科大学図書館所蔵

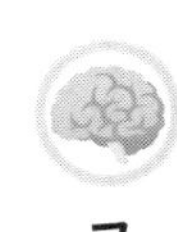

コルクから細胞を発見

ルネサンス以降になると近代科学は急速に進歩します。天文学、物理学、化学などの分野であらゆる研究が進み、多くのことが科学的に明らかになっていきました。脳の研究も進みはじめました。

レオナルド・ダ・ヴィンチがえがいた頭のなかのようすがわかる絵（↓巻頭口絵）からは、頭のなかに三つの部屋があると考えられていたことが窺われます。しかし、この考えはダ・ヴィンチの時代よりずっと前のガレノスのころからあったものでしたが、あの天才といわれるダ・ヴィンチでさえ、この考えから抜けだせていなかったのです。

時代が下り、十七世紀に入ると高性能な望遠鏡や顕微鏡が次々に発明されます。そうした器具が、脳の研究に大きく影響してきたのです。先に書いた、近年では、脳波の測定や、ＣＴ、ＭＲＩなどの技術の進歩により、脳の働きや構造を簡単に調べることができるようになったのと、同じようなことでした。

イギリスの科学者ロバート・フック（一六三五〜一七〇三年）は、ある時、顕微鏡を使ってコルクを拡大して観察していました。その時、薄く切ったコルクの断面が、たくさんの小さな部屋のようになっているのを発見。彼は、これを「小部屋」という意味の「cell（細胞）」と名付け、一六六五年に発表しました。ただし現在では、フックが観察したものは細胞のぬけがら（細胞壁）だったことがわかっています。

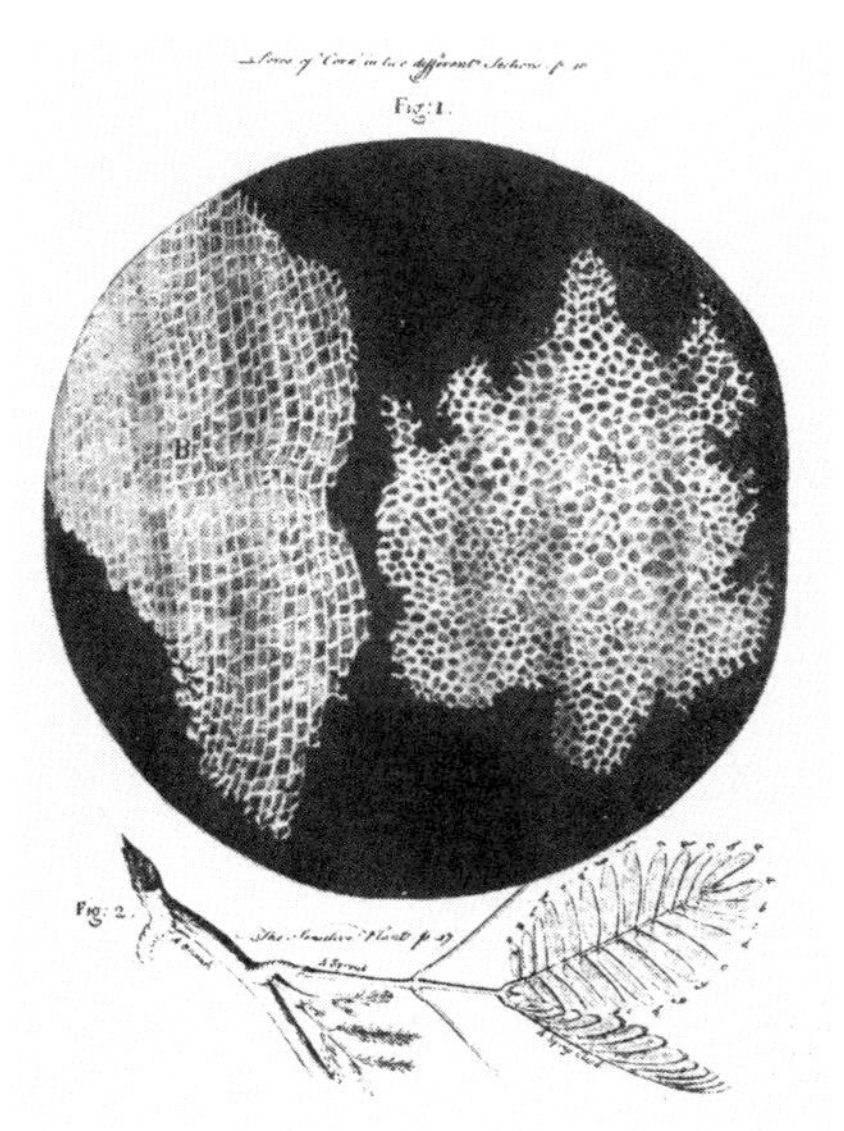

フックがえがいたコルクの細胞壁のスケッチ。

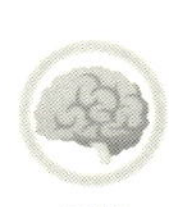

脳の解明の土台がしだいに固まってきた時代

十九世紀に入るとさらに多くの細胞が観察されるようになり、コルクだけではなく、さまざまな生物が細胞からできていることがわかってきました。そして出てきたのが「細胞説」という考え方です。

「細胞説」とは、生物の基本的な単位が細胞である（生物は細胞の集まりでできている）という考え方のことで、ドイツのマティアス・シュライデン（一八〇四～一八八一年）とテオドール・シュワン（一八一〇～一八八二年）によって提唱されたものです。

植物学者のシュライデンは一八三八年に発表した論文で、植物が細胞から成り立っているとする説をとなえ、医者・生理学者のシュワンは翌年に発表した論文で、植物だけでなく動物も細胞から成り立っていると提唱しました。彼らは多大な業績を残したものの、「核が成長して細胞になる」という、今では誤りとされる説もとなえていました。それでもこの時期に現代の脳研究の土台がしだいに固まっていったことは確かです。

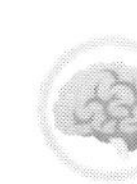

脳細胞が見えてきた！

イタリアの科学者のカミッロ・ゴルジ（一八四三〜一九二六年）は、細胞に色をつけて細胞どうしの境界をくっきり見えるようにする方法をあみだしました。細胞の一つひとつはとても小さく、顕微鏡で見ようとしても、そのままではすけて重なり、はっきりと見えなかったのです。細胞のなかにある「ゴルジ体」とよばれるものは、このゴルジが発見したことにより名付けられたものです。「ゴルジ体」は、細胞のなかにある小さな器官の一つで、ふくろのようになった膜が何枚か重なった形をしています。体内のタンパク質を加工し、移動させる働きをもつと考えられています。

その後、ゴルジが生みだした染色方法により、脳の細胞の解明も急速に進んでいきます。ゴルジは、脳のなかでは細長い細胞が網の目のようにからまり、その網の

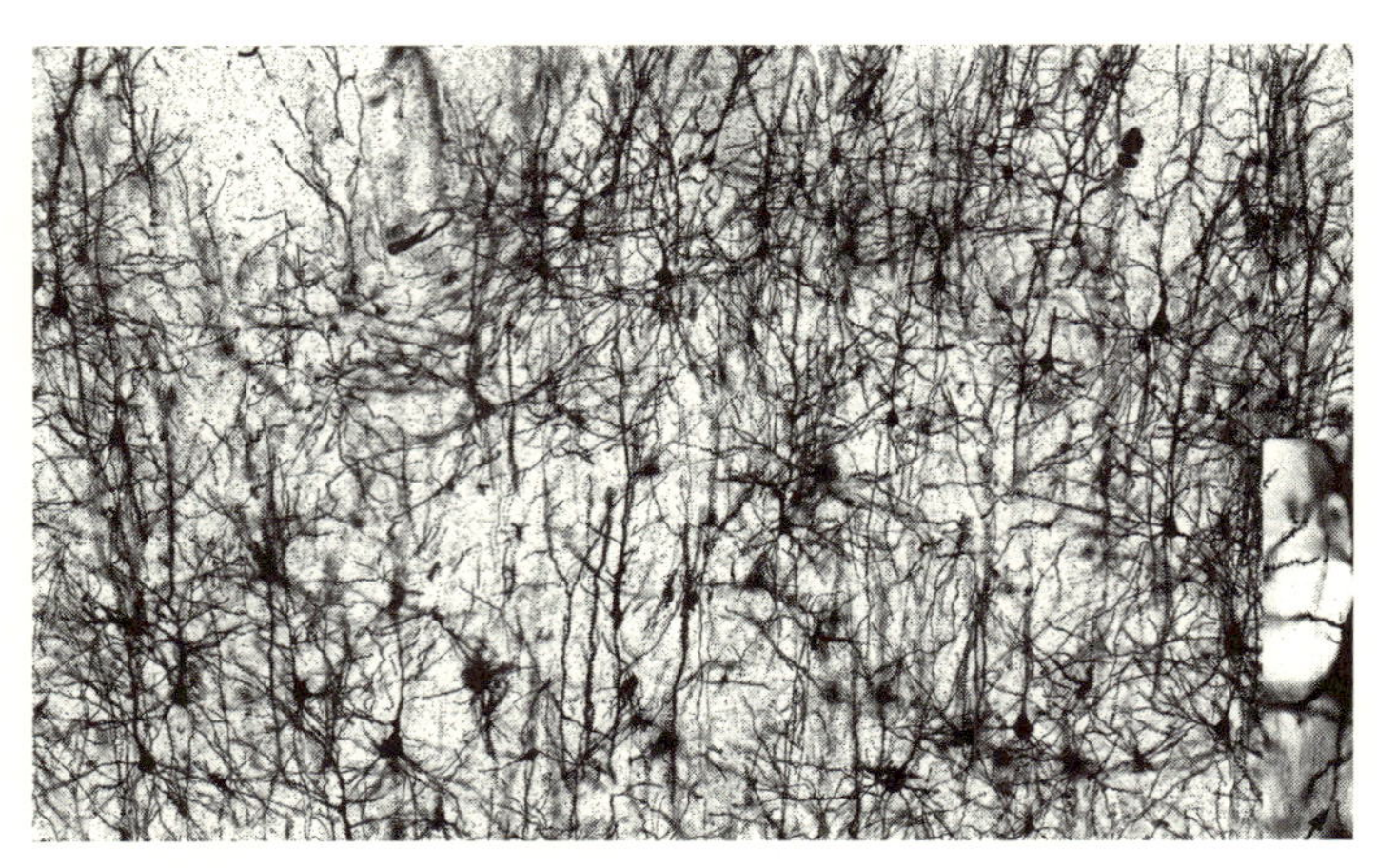

ゴルジがあみだした方法で染色された人間の脳の切片。

目のなかを電気が通ることによって脳が働いているると考えました。

一方、ゴルジの説に反対する研究者も出てきました。スペインの解剖学者のサンティアゴ・ラモン・イ・カハール（一八五二～一九三四年）です。彼は、ゴルジの方法にならって細胞を染色し、詳しく観察した結果、脳の細胞の一つひとつは、ほかの細胞とくっついていないことを発見しました。細胞どうしのあいだにはわずかなすきまがあって、このすきまを電気が通ったり通らなかったりすることによって、情報を伝達しているのではないかと考えたのです。ところがカハールの説は当初、広く認められず、ゴルジもまったく相手にしなかったといわれています。

その後、脳の研究が進むにつれて、カハールの説のほうが正しいことが除々にわかってきました。カハールの説はその後広く認められ、現在の「脳の神経細胞（ニューロン）どうしのすきまを電気が流れ、信号として伝わる」という考え方が確立していきました。

一九〇六年、ゴルジとカハールは対立していながらも、なんと！　同時にノーベル賞を受賞したのです。ゴルジの染色法と、それに基づくカハールの研究のどちらも評価されました。ただしゴルジは、自分の方法を使いながら、違った結論を出したカハールの受賞を面白く思わなかったともいわれています。

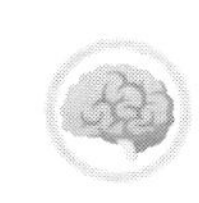

ペンフィールドの「脳地図（のうちず）」とは？

カナダの医師であるワイルダー・ペンフィールド（一八九一〜一九七六年）は一九三七年に「脳地図」とよばれる図をつくったことで世界中で知られています。

彼は、脳のさまざまな部分に電気刺激を与え、体の反応との関係を詳しく調べました。その結果、脳の各部分は、顔、手、足など、それぞれ体の決まった部分につながっていて、脳から各部分に信号を送っていることを明らかにしました。このことからつくられたのが「ペンフィールドの脳地図」とよばれるもの（下の図）で、脳のどの範囲が、体のどの部分に影響しているかを示したものです。

この図は、大脳にある「運動野」と「体性感覚野」という部分を、それぞれ図の点線に沿って切ったものです。よく見ると、手やくちびる、顔の比率が、実際の体より

●ペンフィールドの脳地図

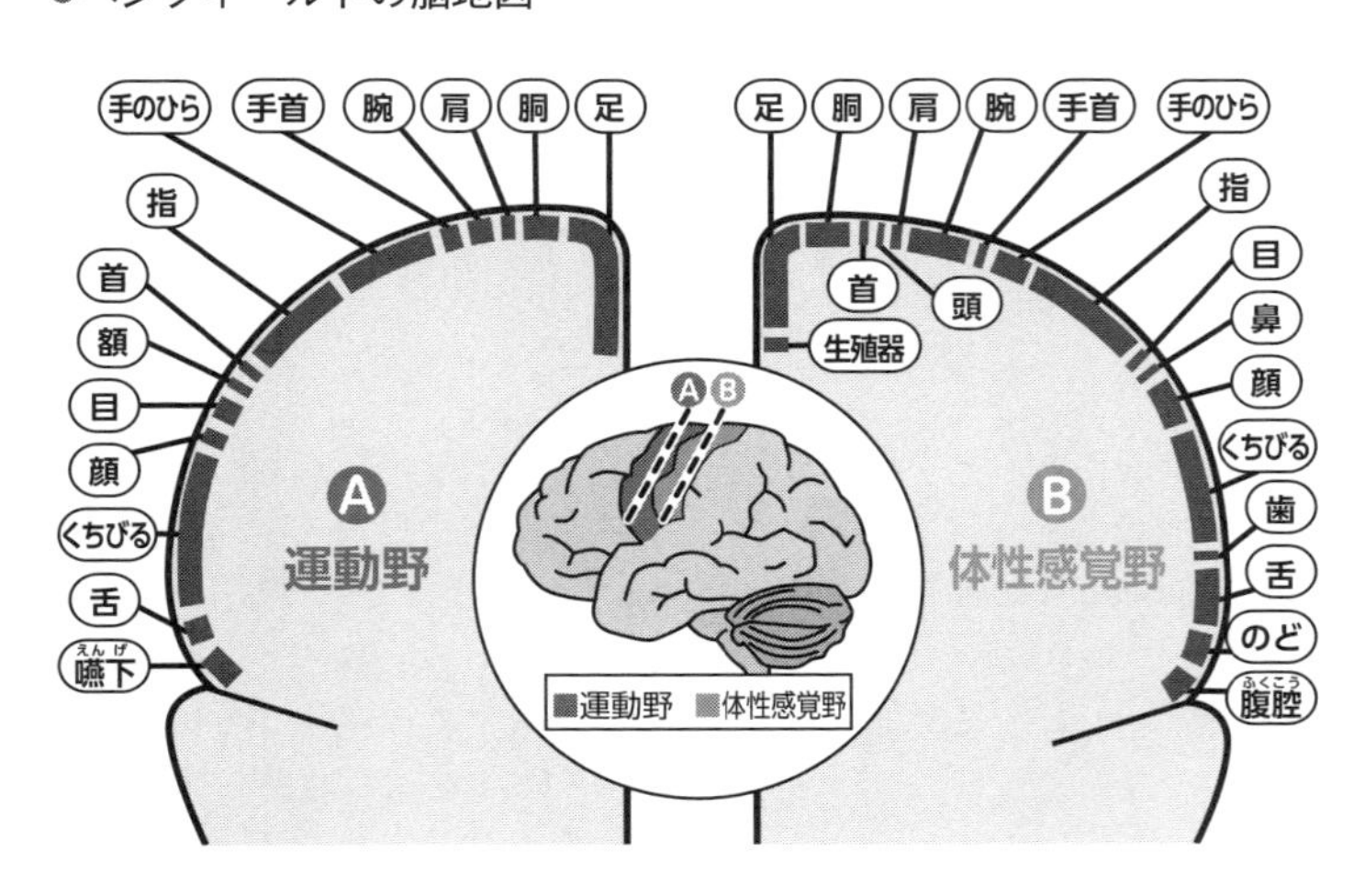

もとても多く、胴体や腕の比率は少なくなっていることがわかります。これは、手などに影響する脳の範囲が大きいことを表しています。

下の妙な人形は、ペンフィールドの脳地図を立体的に表した模型です。「ペンフィールドのホムンクルス」とよばれています。この模型は、くちびるや手など、脳地図で大きな割合を占める部分が大きく、そうでない部分は小さく形づくられています。これは、くちびるや手などの皮膚が、より広い範囲の脳と関係していることを示しています。

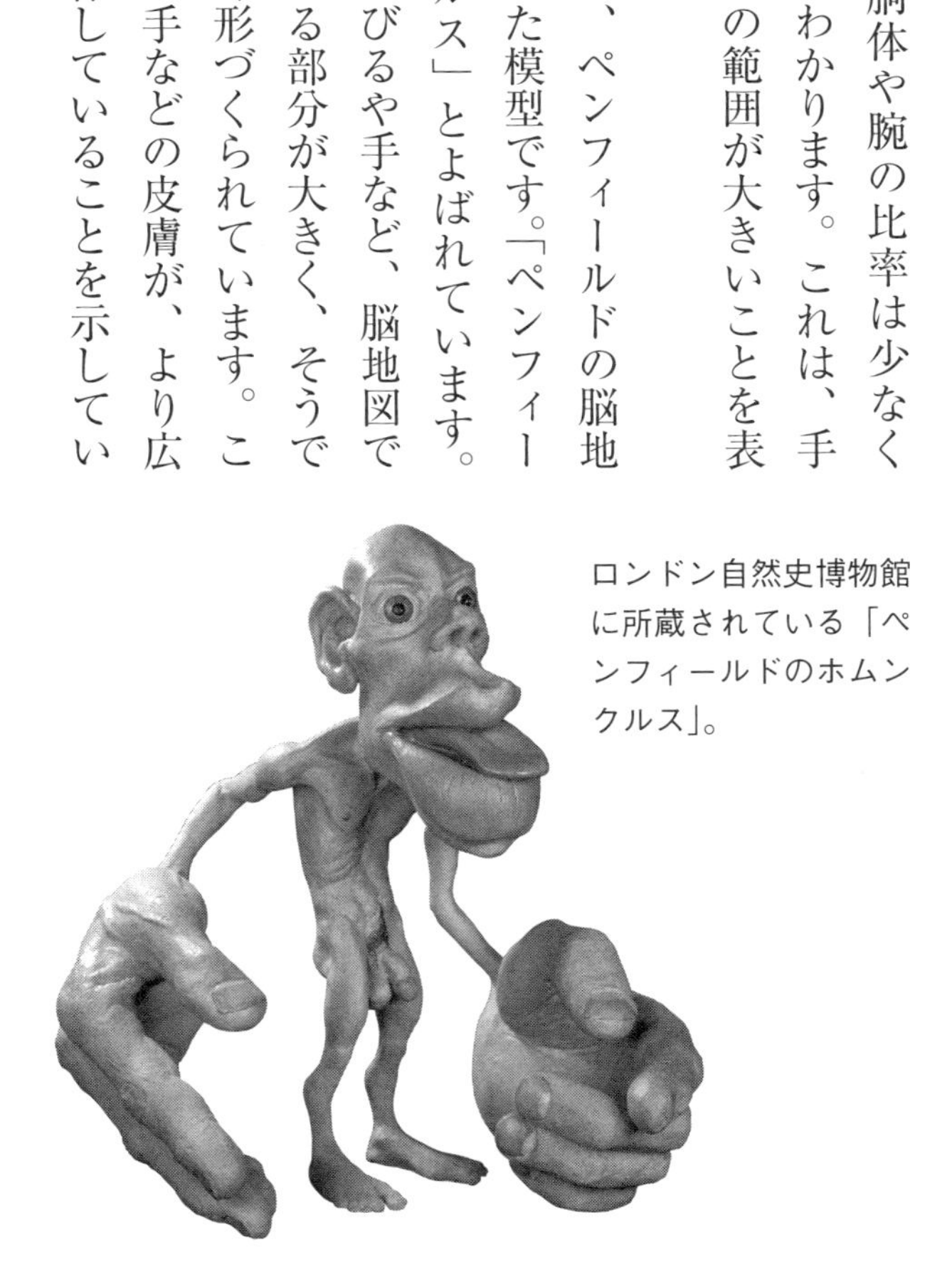

ロンドン自然史博物館に所蔵されている「ペンフィールドのホムンクルス」。

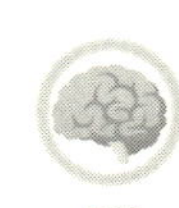

脳研究を前進させた奇妙な患者の脳

フランスの医師ピエール・ポール・ブローカ（一八二四〜一八八〇年）は一八六一年、とても変わった人と出会いました。その人は、ほかの人が話す言葉は理解できているものの、自分では「タン」という言葉しか発することができなかったのです（このため彼は「タン」とよばれていた）。タンの死後、ブローカが彼の脳を解剖すると、脳の一部に損傷があることがわかりました。ブローカは、この部分が言葉を話す能力と関わっているのではないかと考えたのです。その後、ブローカは研究を重ね、現在「前頭前野」とよばれる部分の後ろ側が、言葉を話すことに関係していることを発表しました。このため、この部分は現在、「ブローカ野（や）」とよばれています。

一方ドイツの医師カール・ウェルニッケ（一八四八〜一九〇五年）が出会った患者も、変わった病気をもっていました。その患者は話をすることはできるのですが、他人の話す言葉が理解できず、話している内容がめちゃくちゃで、会話にならなかっ

●横から見た左脳

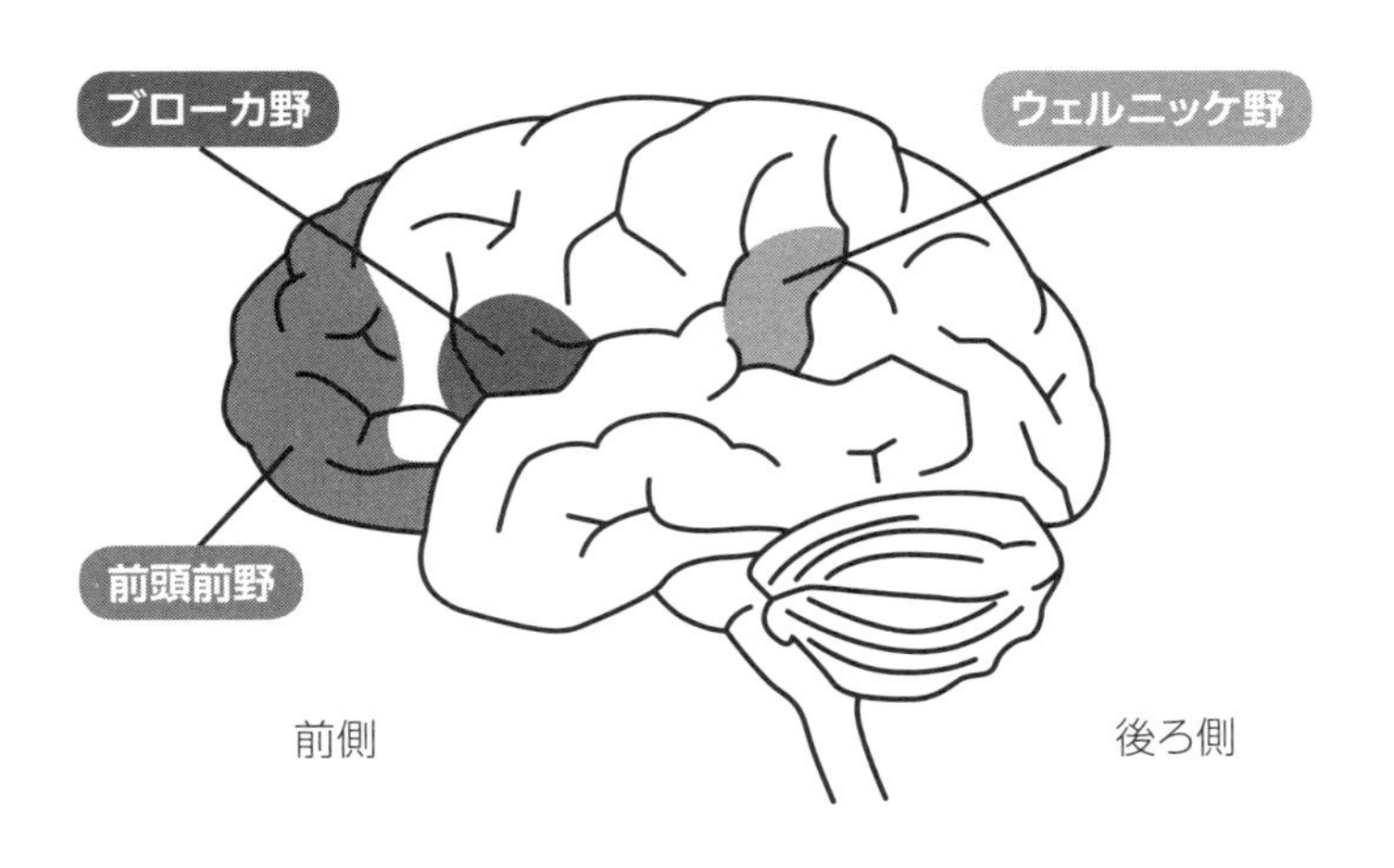

たといいます。その患者の死後、ウェルニッケが脳を調べたところ、ブローカ野とは別の部分が損傷していることがわかりました。ウェルニッケが発見したのは、現在「側頭葉（そくとうよう）」とよばれる部分にあり、そこは「ウェルニッケ野」とよばれるようになりました。

その後の脳科学の進歩により、このウェルニッケ野が言葉を理解する能力に関わっていることが証明されました。このように、ブローカとウェルニッケの発見により、言葉を話す部分と言葉を理解する部分が、それぞれ脳のなかに存在することがわかったのです。

現在では、ブローカ野に障害がある人は「言葉を理解できるのに話せない」といったタイプの失語症（言語に障害がある状態）になることがわかっています。この失語症は「ブローカ失語」とよばれています。一方、ウェルニッケ野に障害があると、言い間違いが多くなるなど、「言葉を話せるのに理解できない」といった「ウェルニッケ失語」とよばれる失語症になることが知られています。

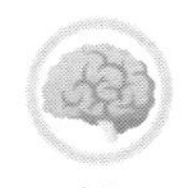

鉄棒が脳にささった！

一八四八年、アメリカの鉄道の工事現場で大事故が起こりました。ダイナマイトが爆発し、そのいきおいで太く長い鉄の棒が飛ばされて、作業をしていた二十五歳の現場監督フィニアス・ゲージのほおを下から上へつらぬいたのです。しかし、信じられないことに彼は一命をとりとめ、入院後しばらくして回復しました。

ところが退院したゲージは、事故の前とは、人格が大きく変わっていました。熱心に仕事をし、仲間から信頼されていた人物だったのに、非常に怒りっぽく暴力的で、仕事も計画的にできない人間になってしまったのです。ゲージを知っていた人たちは、それを見て「もはやゲージではない」と言ったといいます。それだけの大事故から奇跡の生還をしたのだからしかたないとも思えますが、彼の性格の変化は、事故のショックによるものではありませんでした。

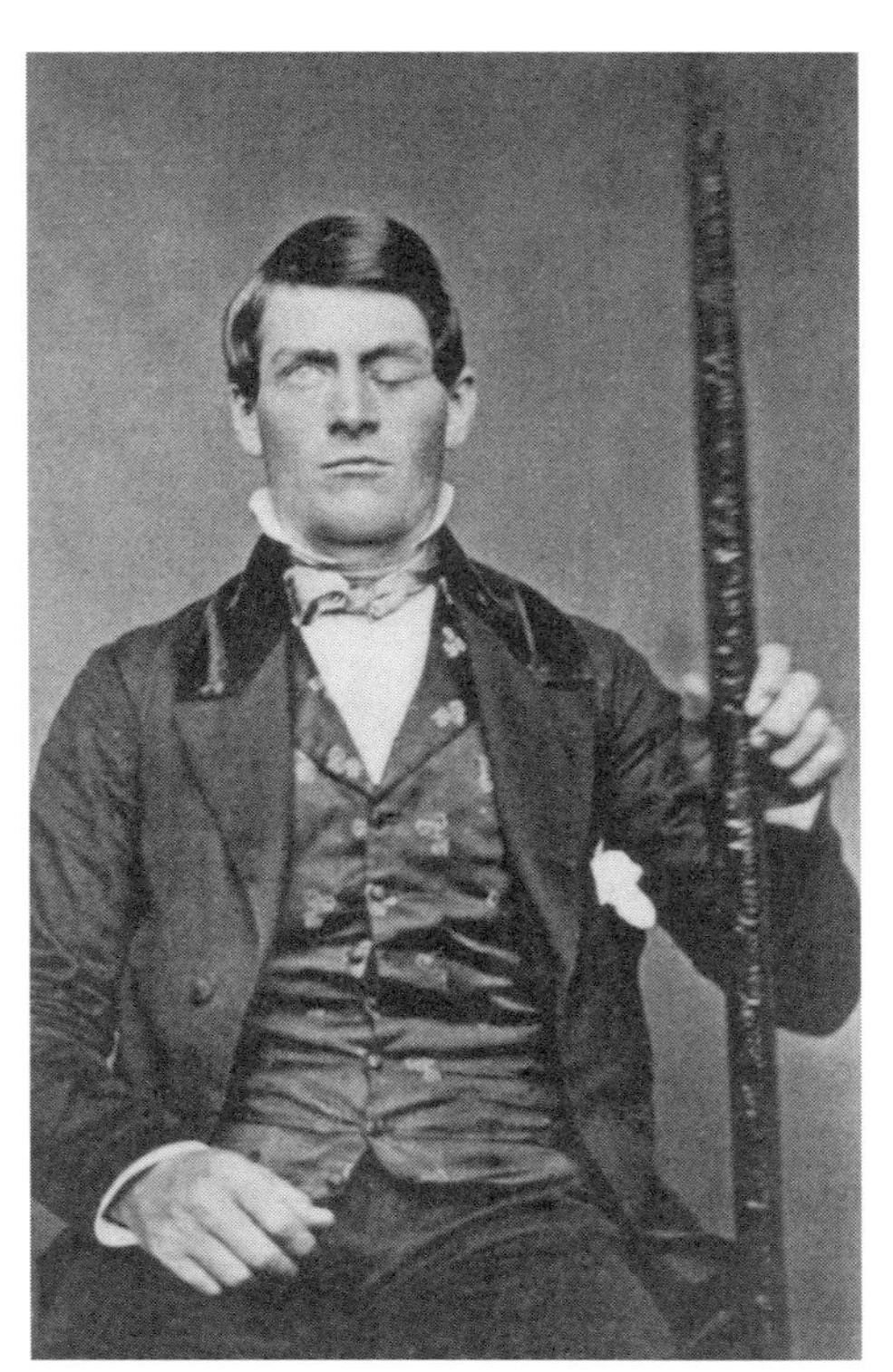

事故後に撮影されたゲージ。左手の棒が、自身の脳にささったものだとされている。

ゲージの死後の調査・研究により、彼の変化は、脳のなかの「前頭前野」の一部が傷つけられたせいだったことが判明。このことから脳が人間の性格をつかさどっていることがわかりました。そして、脳のなかでも前頭前野が、感情をコントロールする役割を果たしていることがわかり、現代の脳研究の成果につながっていったのです。

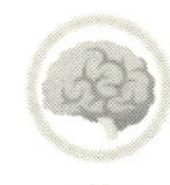

悲劇から生まれた脳科学の進歩

ポルトガルの医師エガス・モニス（一八七四〜一九五五年）と同僚のアルメイダ・リマは、人間の脳の神経線維を切断し、脳の「前頭葉」とよばれる部分を切り離す手術に一九三六年に成功。こうすることで、うつ病など心の病気を治療することができるとされていたのです。

額の横にあけた小さな穴や、眼球のすきまからメスを入れて脳を切断するという手術は、今考えるとなんとも恐ろしい気がしますが、この手術により激しい不安や異常な行動が改善するとされ、数十年ものあいだ、多くの人に施術されました。モニスはこの功績で一九四九年にノーベル賞を受賞しました。

モニスとリマのおこなった手術は、アメリカのウォルター・フリーマンとジェームズ・ワッツによって改良され、ロボトミー（前頭葉切断手術）として確立されました。ところが、ロボトミーには治療の効果以上に深刻な副作用があることが次第にわかり、問題になりました。

手術を受けた人は、他人とうまくコミュニケーションができなくなったり、何事に対しても無関心になったりするなど、人格が変わってしまいました。手術前と手術後とでは、まったく違う人間になってしまったのです。

ロボトミーは、患者に人間として大切なものを失わせてしまうとされ、一九七五年ごろまでにはおこなわれなくなりました。その後アメリカなどでは、ロボトミーによって廃人にされたと主張する患者の家族などが、モニスのノーベル賞取り消しを求める運動をおこなっています。ところが、こうした悲劇によって、感情や思考をつかさどっている機能が脳にあることが明確になり、脳研究のさらなる進歩につながったのも事実でした。

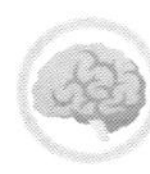

生きている人の脳を調べる!

前項に記したロボトミーに至るまでの脳の研究により、すでに脳と心が関係していることはわかっていましたが、そこから先の脳研究はなかなか進みませんでした。その理由としてあげられるのが、生きている人間の脳を研究することができなかったことです。しかし、脳を画像化する技術ができてからは、脳研究が飛躍的に進歩しはじめました。一八九五年、ドイツの物理学者ヴィルヘルム・レントゲン(一八四五~一九二三年)がX線を発見。体を通り抜けるX線を写真フィルムなどに焼きつけ、体のなかの構造を映しだすことができるようになりました。

脳の画像化は、このX線技術を応用したもので、イギリスのゴッドフリー・ハウンズフィールド(一九一九~二〇〇四年)が一九七〇年代に発表したX線CTにより可能となりました。体のまわりの全方位からX線をあて、断面を画像にすることで、脳の内部を輪切りにした状態で見ることができるようになったのです。その結果、健康な脳の働きを見ることができるようになり、脳がどのように働いているか、脳の病気がどこにあるかなどがわかるようになってきました。

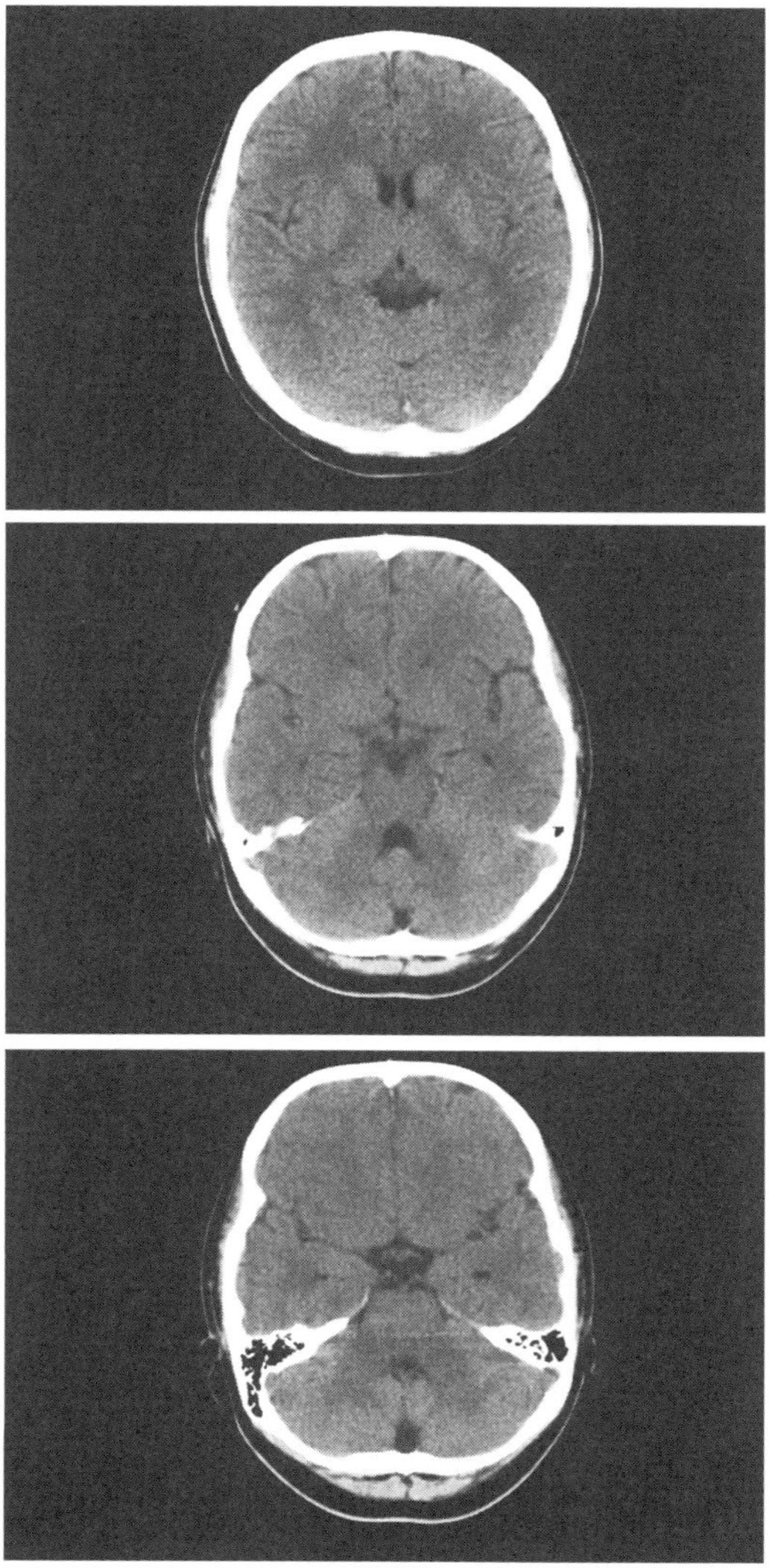

X線CTで撮影された脳の断面図。
提供：東北大学加齢医学研究所 瀧靖之、武藤達士

脳の研究は、この数十年で一気に進んできたといわれています。脳のどの部分が五感と関係しているか、言葉をつかさどる部分はどこか、体を動かす部分は……など、今では、脳のそれぞれの部分の役割が明確になってきています。

●脳のそれぞれの部分の役割

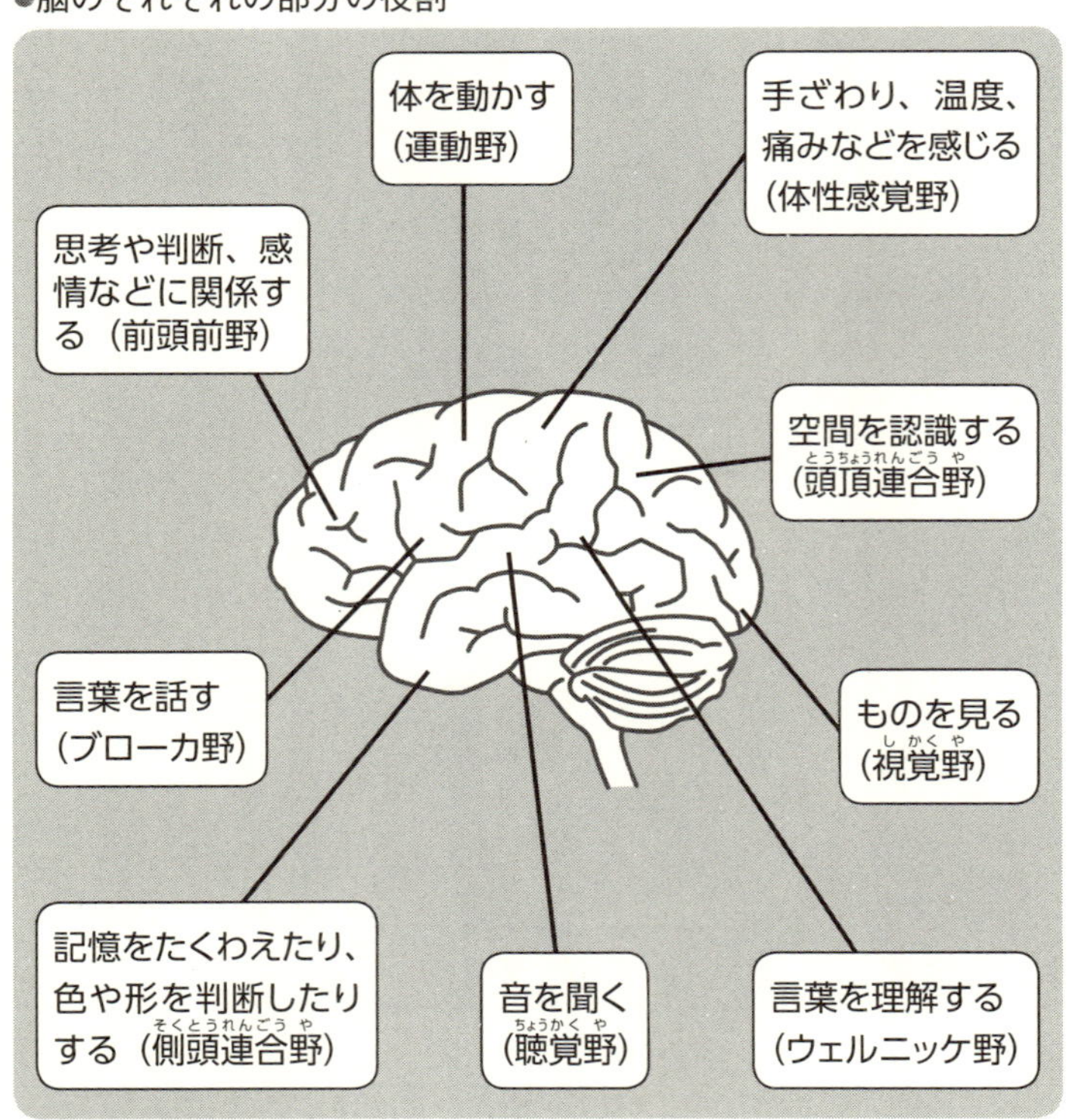

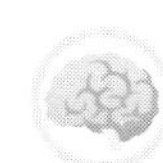

脳の働きを調べるには？

Ｘ線の発見によって、脳の形を見ることができるようになりました。一方で、脳の「変化」を目で見ることができるようになったのは、脳波の発見が最初です。脳のなかで電気活動が起こっているという考えは、一八七五年、イギリスの科学者リチャード・カートンによって初めて提唱されました。彼はウサギやサルなど、生きている動物の脳に二本の電極をおき、そのあいだに電気が流れることを観察。電気が脳の働きと関係していると考えたのです。

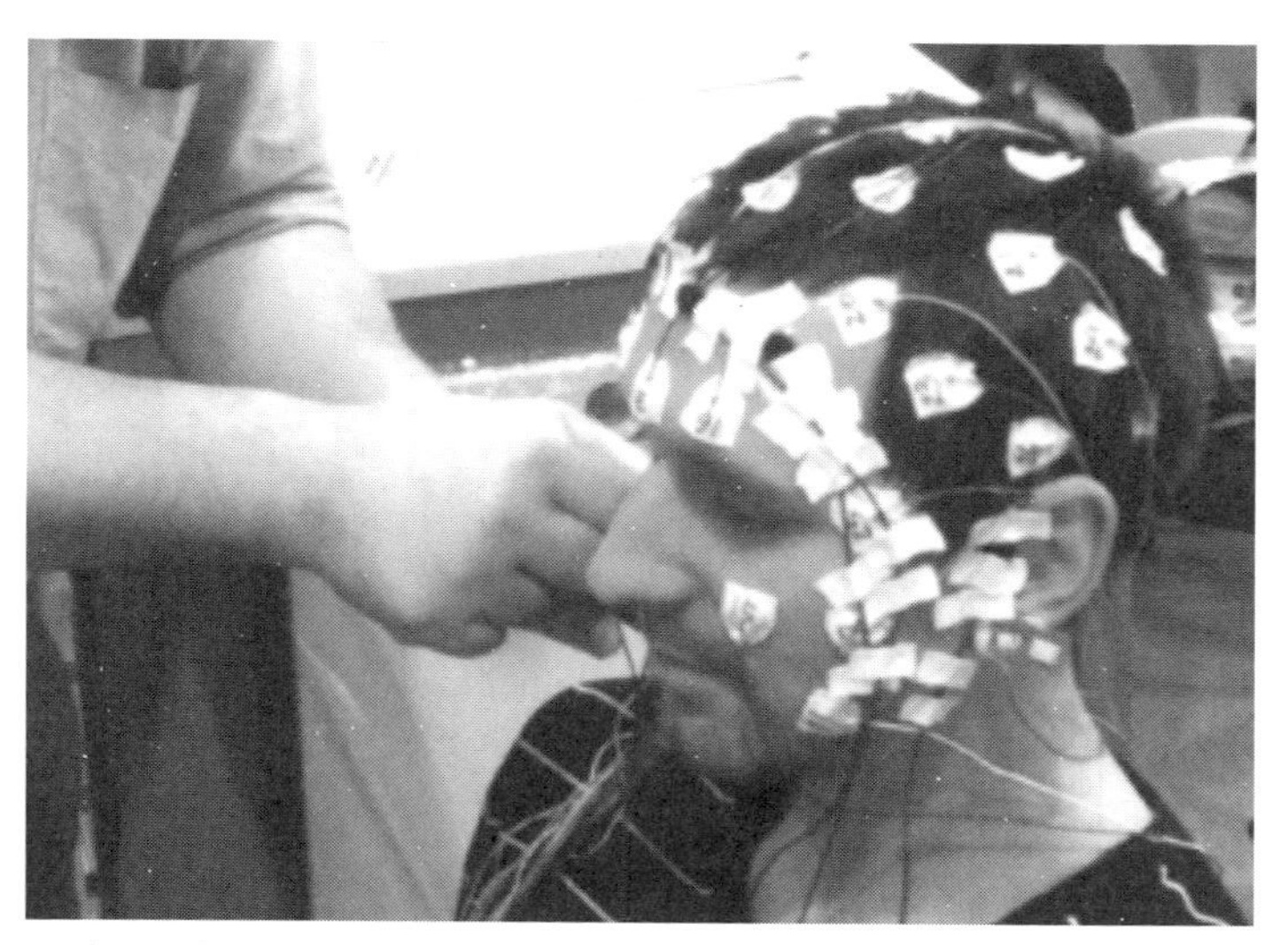

脳波の測定のようす。頭部につけた電極によって脳波を感知する。

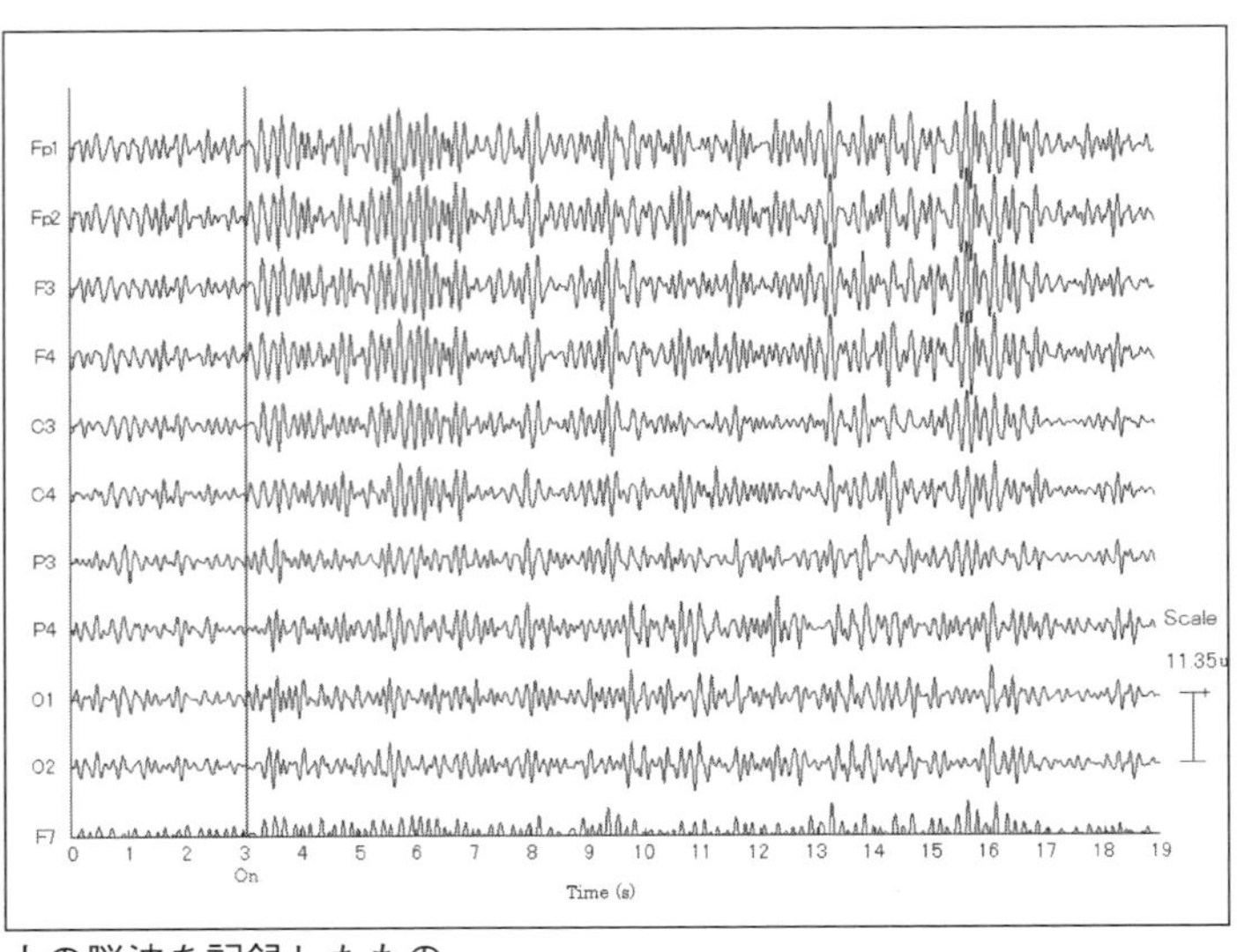

人の脳波を記録したもの。

それから半世紀が過ぎた一九二九年、ドイツの精神科医ハンス・ベルガー（一八七三〜一九四一年）が脳波に関する論文を発表しました。

脳波が注目されるようになったのは、イギリスの生理学者でノーベル賞受賞者であるエドガー・エイドリアン（一八八九〜一九七七年）が一九三〇年代にベルガーの実験を追試し、脳波の存在を証明した時でした。結果、エイドリアンにより、ベルガーは人間の脳波の発見者としてその名を残すことになったのです。エイドリアンは、ベルガーの業績をたたえ、脳波のことを「ベルガーリズム」とよびました。

脳波には、波長によってδ波（デルタは）、θ波（シータは）、α波（アルファは）、β波（ベータは）の四種類があります。これらを、頭につけた電極によって感知してコンピュータ上に波形で記録します。脳科学の進歩により、現在では四種類の脳波の表れ方によって、癲癇や脳腫瘍（のうしゅよう）など、病気の可能性をさぐることができるようになりました。

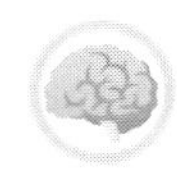

「ポジトロンCT」で脳の働きが見えた！

脳波の発見により、脳に関する研究は盛んになっていきました。脳を傷つけることがなく（「非侵襲的（ひしんしゅうてき）」という）、脳の時間的な変化を見ることができるからです。そして一九七〇年代ごろから盛んに開発されはじめたのが、「ポジトロンＣＴ」という技術です。これは、検査薬を注射などによって体内に入れ、特殊なカメラで撮影することで、体内のようすを調べるというものです。認知症や脳機能障害の診断などに有効とされ、一九八〇年代からはポジトロンＣＴを使い、心の動きと脳の関係を調べる実験がおこなわれるようになりました。ただしポジトロンCTでは、撮影に放射線が使われます。放射線は人間の体に大量に照射すると悪影響を及ぼす恐れがあり（「侵襲的」という）、また、かなり大がかりな装置が必要でした。

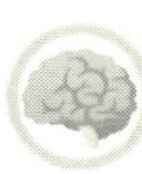

「機能的MRI」が明らかにした脳

一九九〇年代からは、MRIを応用して脳の働きが調べられるようになりました。MRIとは「磁気共鳴画像法」ともよばれ、アメリカの化学者ポール・ラウターバー（一九二九～二〇〇七年）とイギリスの物理学者ピーター・マンスフィールド（一九三三～二〇一七年）によって開発された技術です。X線CTのように体の断面を撮影することができますが、X線ではなく、強い磁石と電波を使って体の断面を画像化します。放射線の一種であるX線を使った撮影と違い、MRIには人間の体に悪影響を及ぼす心配がなく、急速に広がっていきました。

MRIの技術を応用して一九九二年に開発され、脳の働きに関する研究を一気に進めたのが、「機能的ＭＲＩ（ｆＭＲＩ）」とよばれるものです。

　ｆＭＲＩの技術は、血液のなかのヘモグロビン（酸素を運ぶ物質）の流れを強い磁力によって調べるというもの。脳は、活動する時に酸素をたくさん消費するため、ヘモグロビンが酸素を運んでいる場所を見ることで、脳のどの部分が活動しているか調べることができるのです。この発見で、脳の変化を簡単に調べることができるようになりました。すでに病院などで広く使われていたＭＲＩによって実験ができることもあ

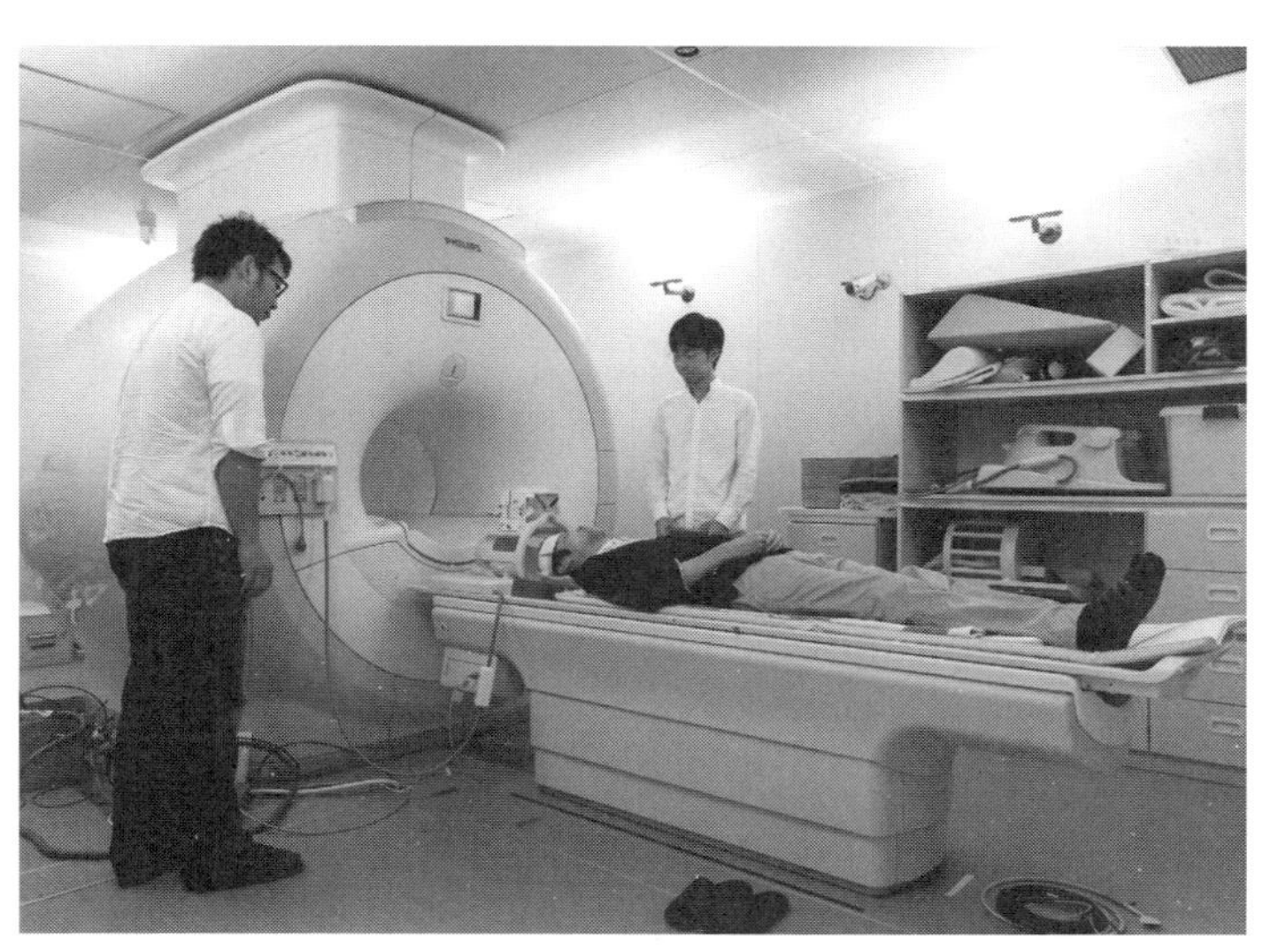

MRI 検査のようす。トンネル型の装置のなかで 20 ～ 40 分ほど横になって体内の画像を撮影する。

り、脳研究はますます進んでいったのです。

実は、ｆＭＲＩの原理を開発したのは、東北福祉大学の小川誠二（おがわせいじ）特任教授です。小川教授は東京大学を卒業し、アメリカでの研究中に磁気によってヘモグロビンを検知する原理を発見しました。

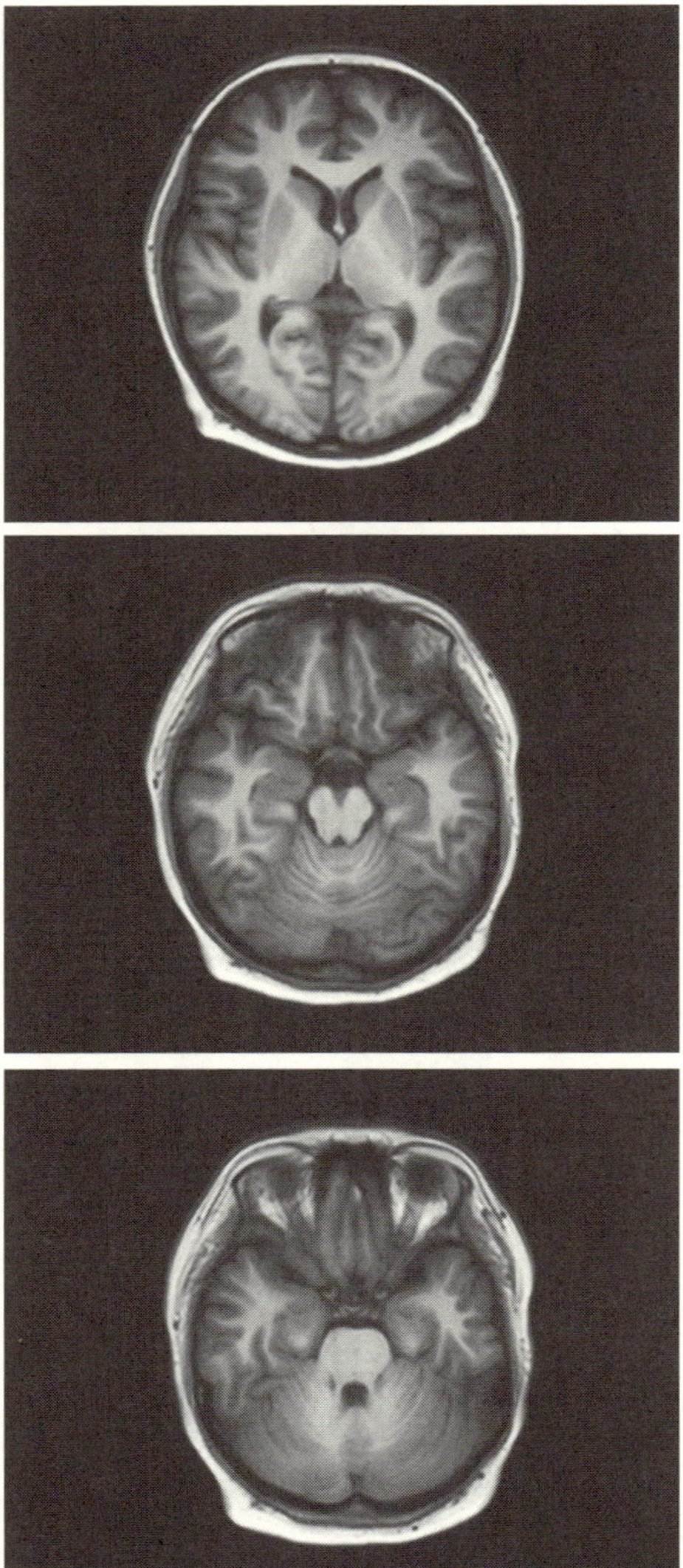

MRI で撮影された脳の断面図。

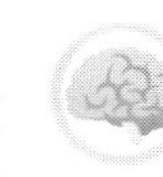

光の力で脳の働きを調べる

近年、うつ病の診断の助けになるなどと期待され、厚生労働省の「先進医療」にも指定されているのが、「光トポグラフィー」（→巻頭口絵）という技術です。一九九三年に基礎となる技術が開発され、日本でとくに実用化の取り組みが進んでいます。

光トポグラフィーは、頭につけた装置から特定の波長をもつ光（近赤外光）をあてて、脳を流れる血液の量の変化を調べます。これにより、脳が活発に働いているかどうかを見ることができます。例えば、言葉を話している時、計算している時、手を動かしている時などの脳のようすを調べることができるのです。

光トポグラフィーは、ＭＲＩなどと比べて小さな装置で測定ができます。このため、測定される人にとって、ふだんと近い状態で検査をおこなうことができ、検査に対する精神的な負担が少ないといわれています。

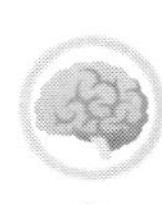

心は、本当に脳にあるのか？

ここまで大急ぎで、人類の脳研究について、古代から現代まで概観してきましたが、みなさんは、どんな印象をもったでしょうか。この章のはじめに書きましたが、脳についてわかってきたのは、つい最近であることが実感できたのではないでしょうか。そして、まだまだ急速に進歩する「予感」もおもちいただけたのではないでしょうか。

この章の最後に、「心と脳」の関係についてふれておきます。

近年、人間の思考や記憶をつかさどる役割をはたしているのは脳であることがしだいにはっきりしてきました。その結果、心をつかさどるのも脳であると考えられるようになってきたのです。

しかし、人間の「心はどこにあるのか」という問題については、あらゆる立場から考えるべきで、医学的な判断だけで結論づけることはできないといわれています。つまり、科学だけでなく、宗教学、哲学、心理学などさまざまな分野から研究がおこなわれるべきだというのです。

医学的に見て脳の機能が失われているにもかかわらず、人工呼吸器などで体は生きている状態のことを「脳死（のうし）」といいます。

脳死の状態にある人は、意思をもって動いたりすることはできませんが、心臓をはじめ、体の機能は働いています。ところが、「心」が脳そのものであるというなら、心臓が動いていても、その人はすでに死んだことになるのです。

こうした問題は、現代社会では非常に重要なことです。ですから、現在、脳研究が急速に進歩しているといっても、まだまだ明らかにしていかなければならないことが山積みされているのです。

第四章

現代の脳研究はここまで来た！

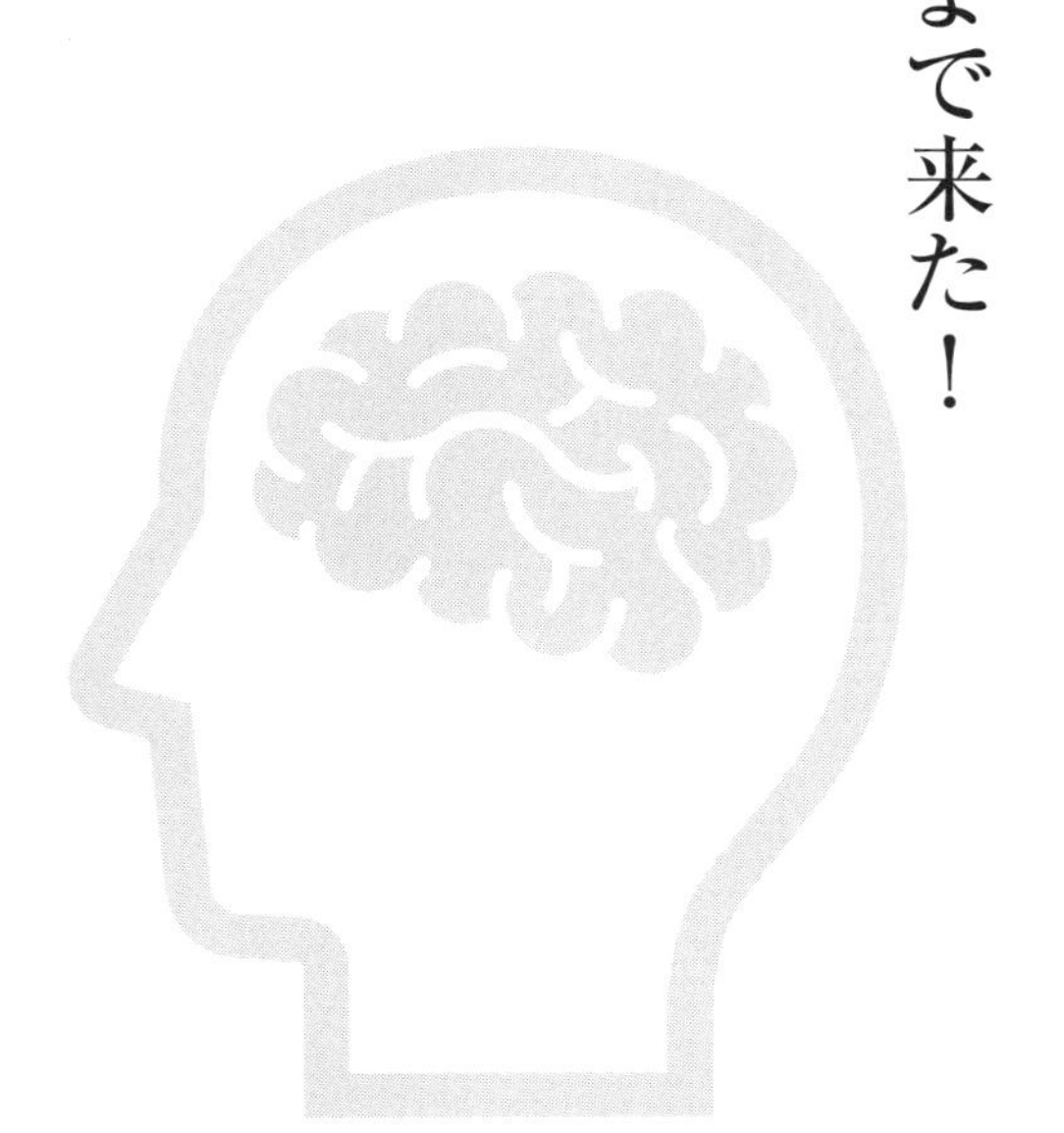

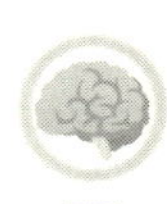

頭のなかはピンク色のグミ？

第三章に続いて、現代の科学によって解明されてきた脳の構造や働きについて、もう少し解説していきます。それは、人の脳がどうなっていて、どのように機能していくかを理解することで、スマート・エイジングに取り組む気持ちも変わってくると考えるからです。どちらかと言えば、この章も、スマート・エイジングの前書きのように感じるかもしれませんが、脳を使って、こういうことを理解しようというのも、スマート・エイジングであるとも言えるのです。そう、すでに、みなさんは、スマート・エイジングを実行しているということです！

脳は頭蓋骨のなかにあります。非常に重要なものだからこそ、安全に守られています。

脳は薄いピンク色をしています。これは、脳に流れる血液の色がすけて見えるからです。死んでしまうと、心臓の働きが止まり、脳へ血液が流れていきません。このため死んでしまった人の脳からは血液の色が消えて、灰色に見えるといいます。

　また、グミのようにやわらかいため、硬い頭蓋骨で厳重に守られているわけです。頭蓋骨のなかには、外側から硬膜、くも膜、軟膜という順に、三枚の膜（合わせて髄膜とよぶ）があって脳を固定しています。走ったり、ジャンプしたりしても、脳は動かないようになっています。くも膜のなかは、脳脊髄液という液体でみたされています。これは、脳が頭蓋骨とぶつかって傷つくことを防いでいるのです。

　脳の最も外側には、「大脳」と

●頭蓋骨のなかの構造

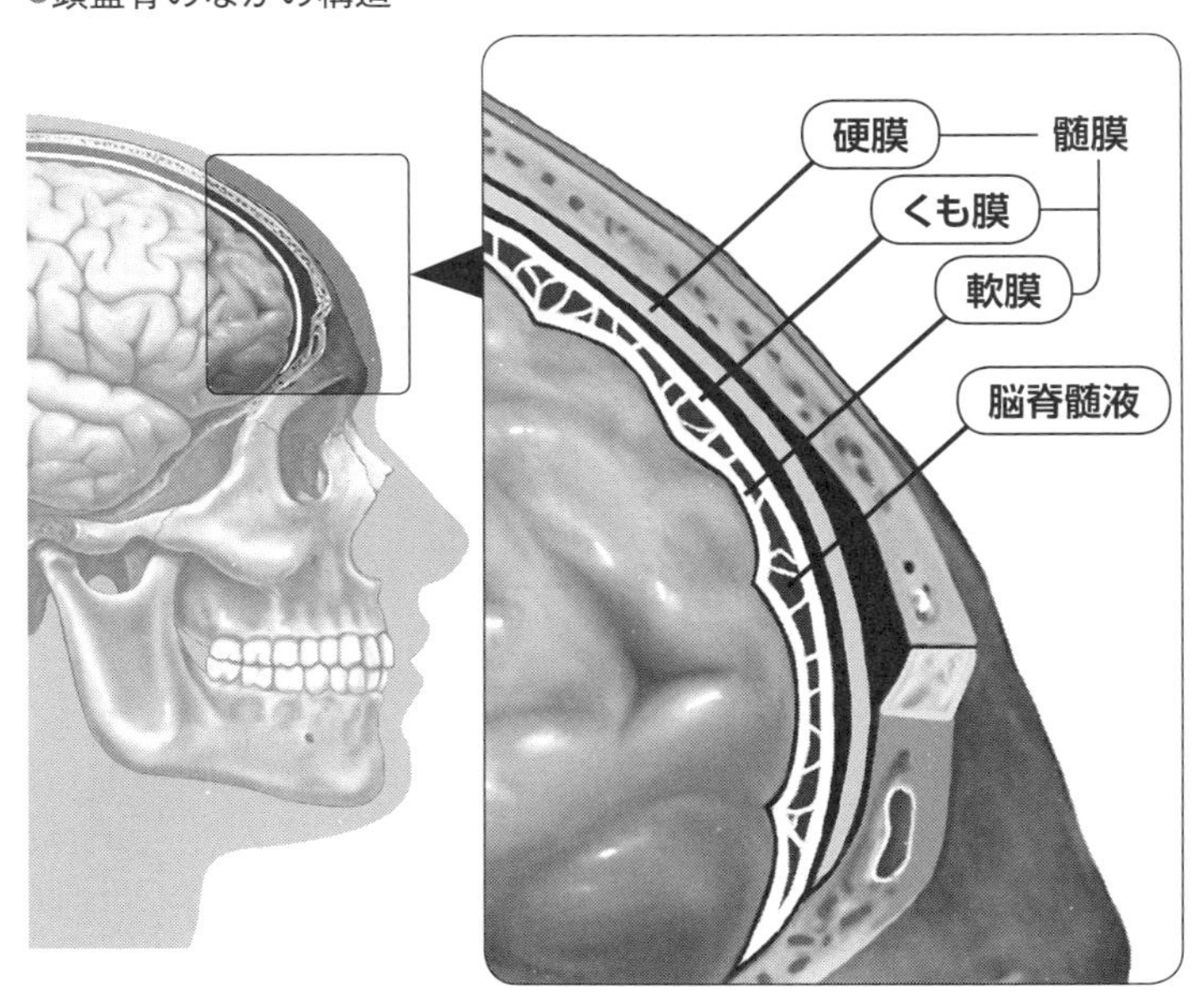

よばれる部分があり、その下の後頭部側には、大脳よりも小さな「小脳」があります。小脳の前側は「脳幹」とよばれる部分で、脳幹の下からは、脊髄が首を通って背中へ伸び、脳と体中の神経とをつないでいます。それぞれの部分の役割については、少しあとで概説します（→P129～132）。

脳をつくっている成分は、タンパク質やアミノ酸、脂肪などです。脳も皮膚や肉をつくるものと同じ物質の組み合わせでつくられているのです。

●脳の構造

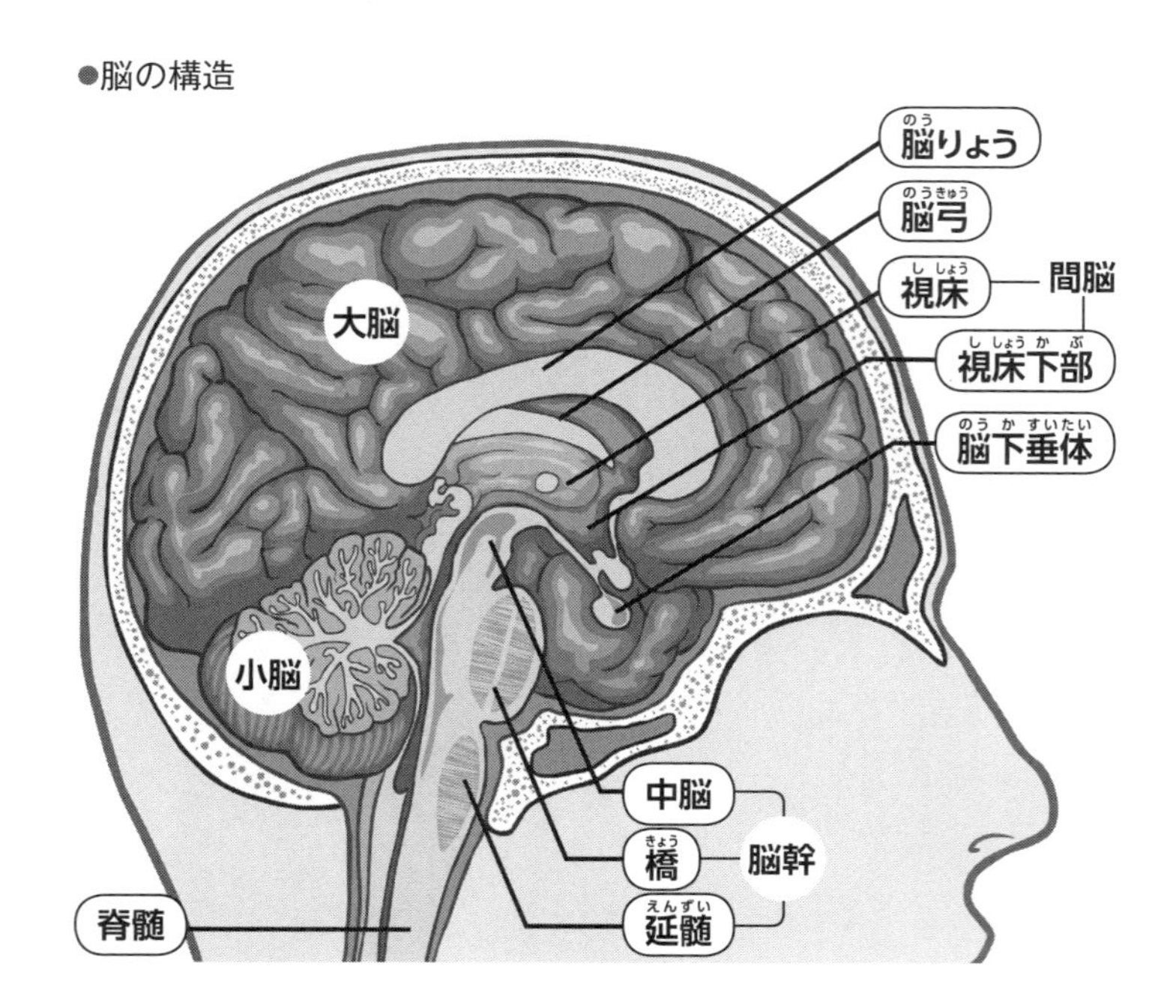

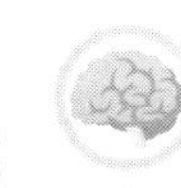

虫にも脳はあるの？

虫のような脊椎（背骨）をもたない生物（無セキツイ動物）には、脳がありません。節足動物（アリやチョウなどの昆虫類や、エビ、カニなどの甲殻類）、軟体動物（イカやタコ、アサリなど）は、どれも無セキツイ動物で、脳をもっていないのです。かわりに、神経のかたまりである「神経節」というものが脳に近い働きをして、体を動かしていると考えられています。

これに対し、「セキツイ動物」とよばれる脊椎をもつ動物には脳があります。しかも、そのつくりは、どの動物も基本的には同じで、大脳、小脳、脳幹からできているのです。

体重が重い動物ほど脳も重くなります。しかし、それぞれの動物により、発達の度合いが大きく違っています。

魚類、両生類、は虫類では、本能をつかさどる脳幹が脳の大部分を占めていて、小脳と大脳が占める割合は、ごくわずかです。

鳥類やほ乳類では、小脳と大脳が大きく、とくに大脳皮質が発達しています。チンパンジーや人間は、大脳皮質がさらに大きくなっています。

人間がものを考えたり、言葉をしゃべったり、感情をもったりすることができるのは、大脳が発達しているからです。大脳が大きく発達するに伴い、より複雑な知能をもつ生物が進化してきました。

●セキツイ動物の体重と脳の重さ

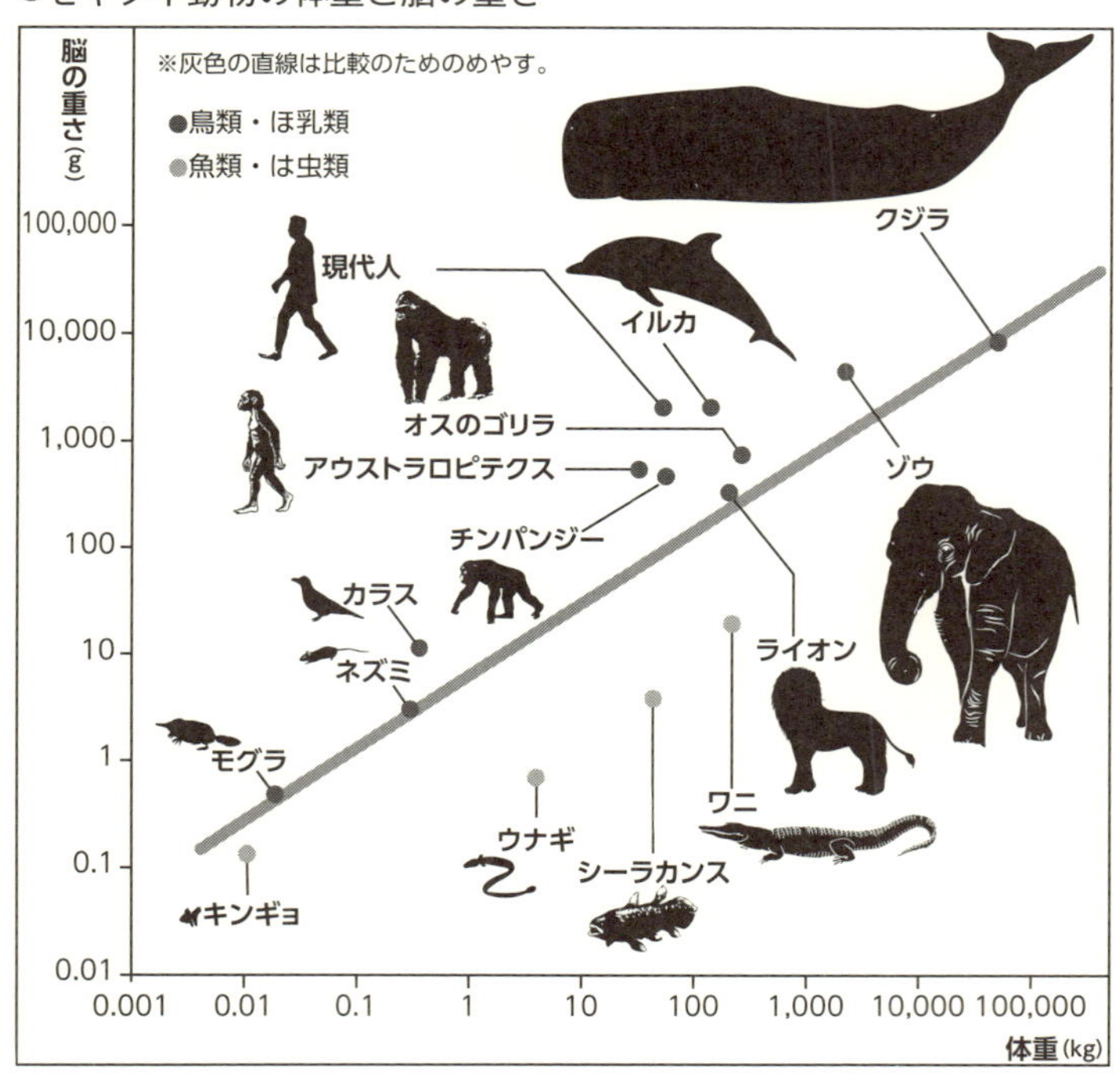

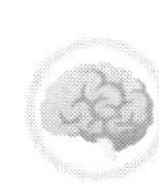

脳の部分

125～126ページで人間の頭蓋骨のなかの部分を解説しましたが、ここでは現在までの脳研究で解明された、それぞれの部分の役割を概説します。

○大脳

脳全体の約八〇%の重さを占める大脳は、体全体から送られる情報を処理し指令を下す総司令室のような役割を果たしている。大脳の表面は大脳皮質とよばれる部分で、そこには神経細胞が集まっていて、その内側には、神経細胞どうしをつなぐ神経線維が無数にある。そこを使って、人間は感じたり、記憶したり、考えたり、言葉を話したりする。二～五ミリメートルの厚さで表面がしわしわになっている。しわを伸ばすと、およそ新聞紙一枚の大きさになるという。このしわは、人間やチンパンジーなど大脳が発達した動物に特徴的に見られるもので、イヌやネコ、ネズミの脳のしわは、人間に比べて多くない。これは、しわによって、複雑な働きをしたり、たくさんの情報をたくわえたりすることができることを示している。よく、頭の良い人は、脳のしわが多いとか、勉強するとしわが増えるなどと言われることがあるが、それは誤解で、脳のしわの数は、誰でもほぼ同じ。生まれた時から数が変わることはない。だが、脳をどんどん使うと、しわが深くなることが、近年の研究でわかっている。しわが深くなる分、脳の表面積が増えて脳がよく働くと考えられている。また、大脳の機能別分布は、前頭葉、頭頂葉（とうちょうよう）、側頭葉、後頭葉（こうとうよう）の四つに大別される。

・前頭葉…思考や判断、計算などをつかさどり、前頭葉の後方には全身の運動に関する命令を出す「運動野」がある。
・頭頂葉…運動野のすぐ後ろに位置し、皮膚から伝わった触覚、舌から伝わった味覚などの感覚を処理する。
・側頭葉…こめかみのあたりに位置し、耳から聞こえた音を処理したり（聴覚）嗅覚、情緒、感情などを支配している。長期的な記憶を保存する役割もある。

・後頭葉…後頭部に位置し、目から送られた視覚的な情報を処理する。

●大脳の機能別分布

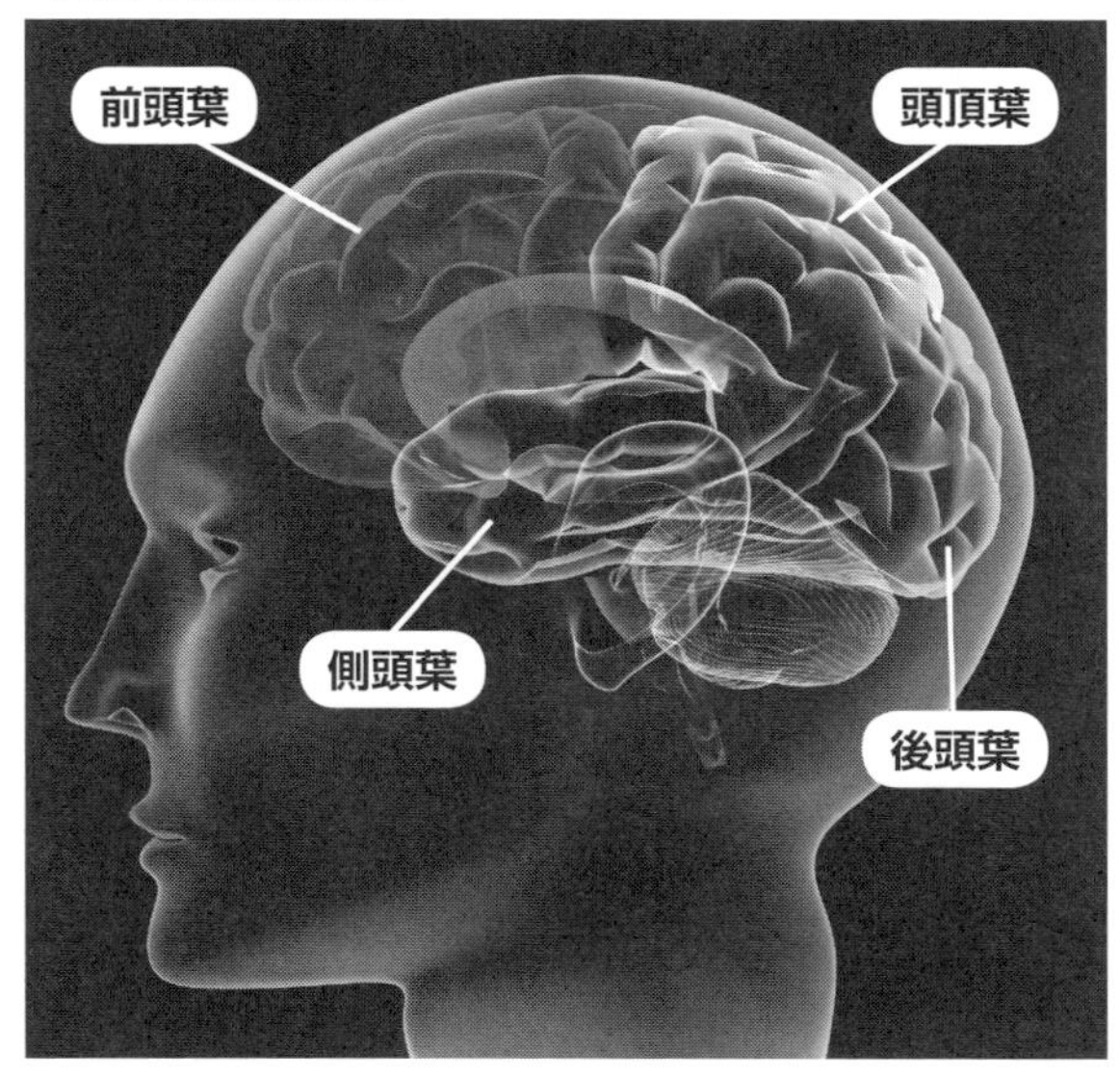

○小脳

大脳に比べて小さく、重さは脳全体の約一〇％ほど。だが、全身にある神経細胞の約半分がここに集中している。そのおもな働きは、大脳から出された運動指令を細かく調整して体の各部分に伝達したり、直立や歩行に必要なバランス感覚を保つ役割をしている。人間が微妙な動きができるのは、小脳皮質にある神経細胞（一平方ミリメートル当り約五十万個）による。

○脳幹

脳幹は、生命現象を維持する神経が集中している部分で、人間の生命を維持する呼吸、心臓の活動、体温調節などをつかさどっている。このため、「命の座」とよばれることもある。間脳、中脳、橋、延髄からできている。そのうち、間脳の一部である視床では、嗅覚以外のすべての感覚を大脳に伝える働きをする。また、その下にある視床下部は、自律神経系やホルモン系の働きをして、体温、睡眠、性機能などの役割も果たしている。

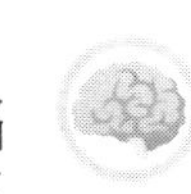

右脳と左脳

脳は、上から見ると中心に大きな溝があり、右側（右手側）の右脳と左側（左手側）の左脳に分かれています。右脳と左脳の大きさや形はほぼ対称です。見たもののうち両目の左側に映った情報は、右脳の後頭葉へ伝わります。反対に右側に映った情報は、左脳の後頭葉へ伝わります。これは、目から脳に伝わる神経が途中で交差していることによります。

左右の脳では、体を動かす時の働き方が異なります。右利きの人の場合、体の右側を動かそうとする時には、両方の脳が働きながらも、左脳がより活発に活動しています。体の左側を動かそうとする時には、左右の脳が同じように活動します。一方、左利きの人の場合には、右側を動かす時も左側を動かす時も、左右の脳は、同じように働いています。

言葉を理解したり話したりする時、右利きの人の多くは、左脳の前頭葉が活発に働いています。この時右脳は、表情やしぐさなど、言葉以外のものをつくりだしています。左利きの人の場合、言葉の理解に関わるのは、右脳の場合と左脳の場合が半々だといわれています。どうして利き手の違いが起こるのか研究がおこなわれてきましたが、その原因はまだ明らかになっていません。

では、脳はどうして右と左と二つあるのでしょうか。実は、その答えは正確にはわかっていないのです。脳以外にも目や耳、手、足など、体の器官は左右に一つずつあることが多いように、左右どちらかが壊れてもなんとかなるように予備として二つあるという説もあります。実際、病気で脳の半分が働かなくなっても、リハビリテーションでもう片方の脳がその働きを補えるようになることもわかっています。

このことは「脳トレ」にとって、非常に示唆的なことだと考えています。

私は、筋肉がトレーニングによって発達（回復）するように、脳もトレーニングによって発達させることができると考えているわけです。

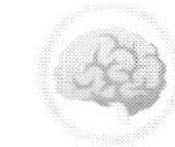

脳では何が起こっている？

人間は、大脳皮質がとくに発達しています。それは、129ページで説明したしわが多いからなのです。しわのおかげで脳の大きさに比べてはるかに広い表面積を取ることができ、膨大な情報処理をおこなうことができるのです。

その大脳皮質には「ニューロン」とよばれる神経細胞と神経線維があり、情報が電気信号になって、ニューロンからニューロンへと伝達される仕組みになっているので

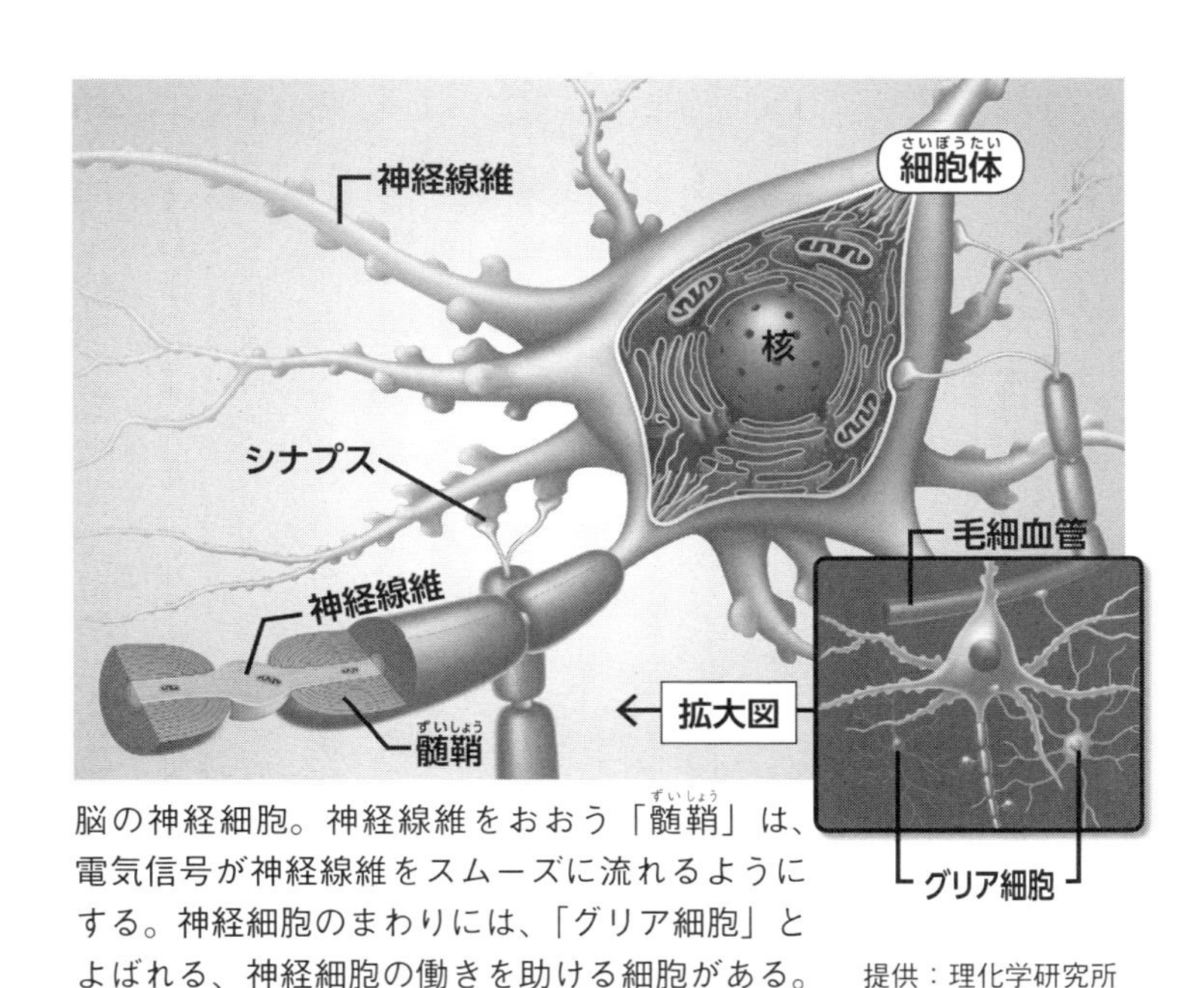

脳の神経細胞。神経線維をおおう「髄鞘（ずいしょう）」は、電気信号が神経線維をスムーズに流れるようにする。神経細胞のまわりには、「グリア細胞」とよばれる、神経細胞の働きを助ける細胞がある。

提供：理化学研究所

す。大脳皮質にあるニューロンの数は約百四十億個（脳全体では約千億個以上）あって複雑な神経回路をつくっています。ニューロンによって、目や耳や舌や皮膚が受け取った感覚が神経を通って脳へ運ばれていくのです。

ニューロンは、中心にある細胞体（さいぼうたい）から長い触手のようなもの（神経線維）がたくさん伸びた形をしています。ここを通って情報が伝わることで、脳が働くのです。

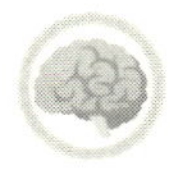

よく聞く「シナプス」とは？

脳のなかでは、ニューロンからニューロンへと情報を伝えていると記しましたが、実は、ニューロンどうしが直接くっついているわけではないのです。そのあいだにわずかにすきまがあいていて、そこに数万分の一ミリメートルほどの「シナプス」とよばれるものがあって、非常に重要な役割を果たしているのです。

シナプスでは、神経線維を通ってきた電気信号は化学物質に変化して、すきまを飛びこえて次の神経細胞へ移動します。化学物質を受け取った神経細胞は、それをまた電気信号に変換していくという仕組みになっています。こうして神経細胞どうしが次から次へと信号を伝えていくことで、脳のなかで情報処理がおこなわれていくと考えられています。神経細胞やシナプスにはさまざまな形や大きさがあります。この違いも、脳の複雑な働きを助けているのです。

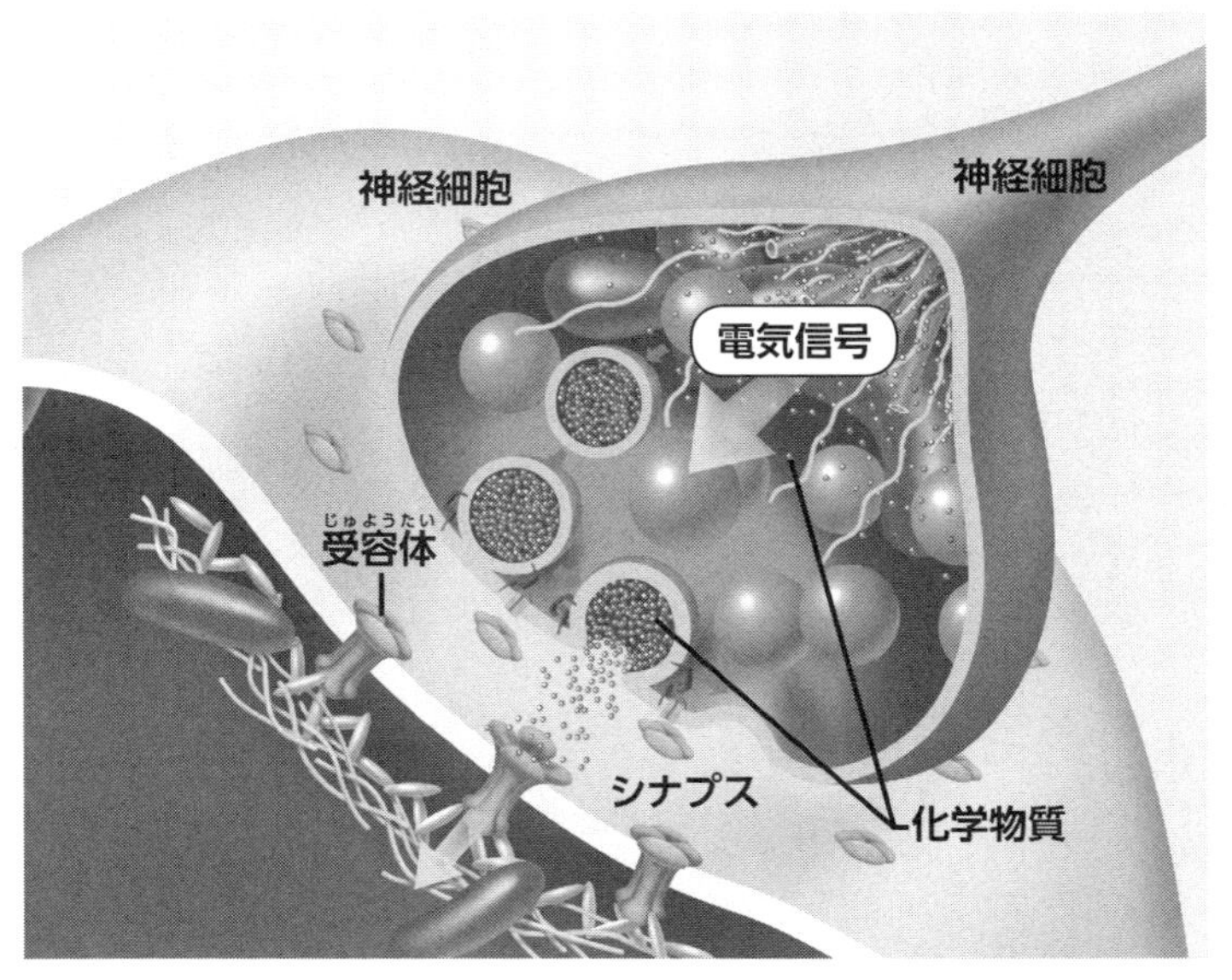

神経細胞どうしの化学物質の受けわたし。電気信号が化学物質に変わり、シナプスを飛びこえて、次の神経細胞の受容体へ移動する。化学物質がシナプスを伝わる時間はわずか 0.1 ～ 0.2 ミリ秒ほどといわれる。

提供：理化学研究所

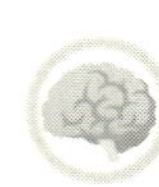

脳は全身のネットワークの一部

生物の体には、全身のすみずみまでたくさんの神経がはりめぐらされています。このネットワークを「神経系」とよび、脳もこのネットワークの一部をなしています。中心となるのは、脳から脊髄へ至る「中枢神経」です。この中枢神経から全身へ無数に伸びた神経を「末梢神経」とよびます。

末梢神経には、「感覚神経」（体の感覚を中枢神経に伝える）、「運動神経」（中枢神経からの命令を体の筋肉に伝える）、「自律神経」（体の状態を一定に保つ）の三種類があります。指が何かにふれた時、神経で電気信号がつくられ、それが、末梢神経の感覚神経から中枢神経を通って脳まで運ばれて情報処理がおこなわれます。この時、脳では、受け取った情報に対してどのような反応をするかを判断し、その判断（司令）を電気信号にして、今度は中枢神経から末梢神経の運動神経を通って体の各部へ伝えるのです。

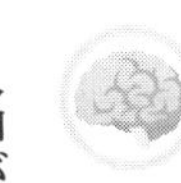

人間らしさをつくる場所

脳が処理する情報のうち、感覚に関するものは、頭頂葉、側頭葉、後頭葉で処理されたのち、いったん前頭葉へ送られます。前頭葉ではこれらの情報をまとめて、それに対してどのように反応するか判断し、体を動かす、言葉を話すなどの司令を出します。

この前頭葉のなかでとくに大切な場所が、前頭葉の前側、おでこのすぐうら側にある「前頭前野」です。そこは新しいことを考えだしたり、記憶したり、感情をコントロールしたり、状況に合わせた判断をしたりといった、非常に高度な情報処理に関係しているからです。このため前頭前野は「脳の司令塔」とも言える場所なのです。そして、ものを考えたり、感情をゆたかに表現したり、新しいものごとを生み出したりする「人間らしさ」をつくりだしてもいます。

実は、人間の脳と動物の脳の大きな違いはこの前頭前野にあります。人間と近い動物であるチンパンジーの脳と比べると、人間は前頭前野が非常に発達しています。

このことが、人間とチンパンジーの違いなのです。

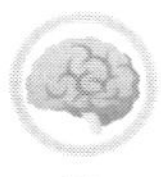

性格と脳

感情をもち、それをどのように表すか決めるのは脳の働きによります。このため人間の性格は、すべて脳の働きで決まっているということができます。

これまで、脳がどのように働くかについては、脳科学、心理学などさまざまな面から研究がおこなわれてきました。脳科学の分野では、性格は成長していく過程で、まわりの人とのふれあいで決まっていくものの、シナプスの化学物質の出方にも影響されると考えられています。そして化学物質の出方は、遺伝子によってある程度決まるとされています。

ところで、「頭が良い」「頭が悪い」という言葉が、古今東西よく使われています。しかし、これは、生まれつきのものか、それとも成長過程で変化してきたのかについては、さまざまな研究がおこなわれてきましたが、まだ、はっきりした答えが出ていないのです。ただ、アインシュタインのような「天才」とよばれている人の脳を死後に解剖して調査した結果、脳の形に、普通の人と大きな違いはないことがわかっています。

アインシュタインの脳は、現在、アメリカのフィラデルフィアのルター博物館に展示されていて、見ることができます。

また、私たちの性格には、遺伝子が影響しているらしいことがわかっています。遺伝子とは、髪の色や血液型などの体の性質が、親から子へ伝わるもととなるもの。遺伝子の正体はＤＮＡ（ディーエヌエー）という物質であることもわかっています。だから

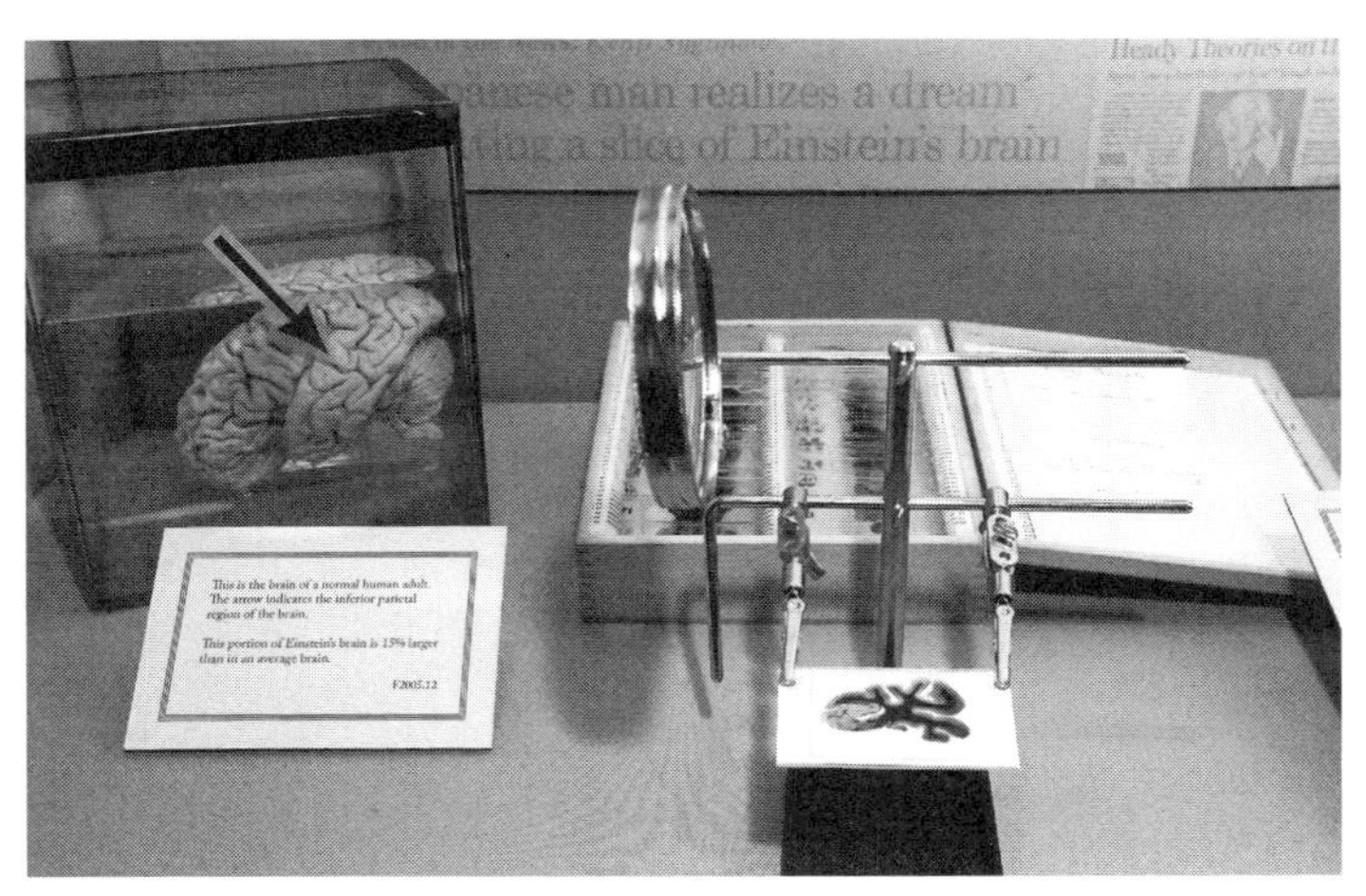

アメリカのルター博物館で展示されているアインシュタインの脳の切片。

私は、40ページに自分のことを「親からもらった短気遺伝子」のせいでなどと書いたのです。

男性と女性の脳

大人の男性の脳の重さはおよそ千四百五十グラム、大人の女性の脳はおよそ千二百五十グラムです。男性のほうが脳が重いのは、女性よりも体が大きいからです。体重と比べると、男性も女性も重さの比率は同じで、機能にも差はありません。男性と女性の脳の働きを比べた場合は、平均すると次の二つの点で違いがあると考えられています。

・男性のほうが、空間認知能力（地図を見たり、図形を立体的なものとして考える能力）がすぐれている。
・女性のほうが言葉を使うことが得意。

脳のつくりを見てみると、右脳と左脳をつないでいる神経線維のたば（「脳りょう」とよぶ）は、男性よりも女性のほうが太いことがわかっています。脳りょうは言葉を使う時に、とくによく働き、右脳と左脳のあいだを情報が行き交う場になっています。脳りょうが太いということは、左右の脳のつながりが密接だということです。このことが、女性が男性よりも言葉を使うことが得意な理由なのではないかと考えられています。ただし、これらの違いは、あくまで男性と女性をそれぞれ平均した場合です。実際には男女の違いよりも、個人と個人のあいだの違いのほうがずっと大きいのです。また、生まれつきの脳

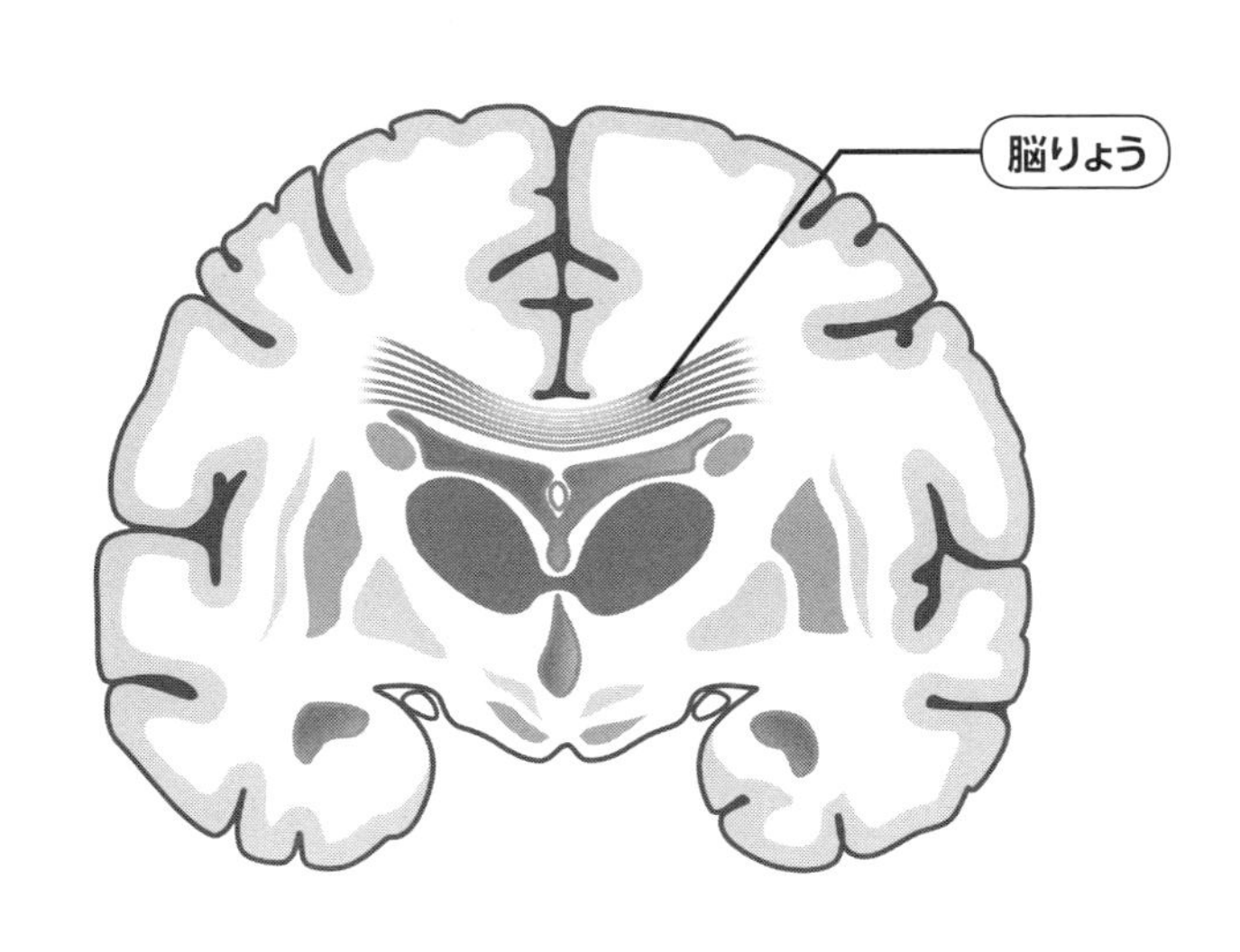

のつくりの違いよりも、どう育ったかということのほうが脳の働きに影響します。男女の脳には、違いはあるものの、どちらが良いというものではないことはもちろん、個人差のほうが大きいので気にするほどではないといえます。

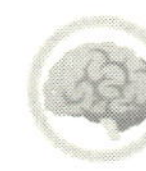

無意識でも脳が反応しているの？

私たちが無意識に何かをしている時にも、脳はしっかりと働いています。脳は、いつでもとてもたくさんの仕事をしています。私たちが「脳が働いている」と意識できるのは、脳の仕事のうち、ごく一部だけなのです。ここまではわかっていますが、なぜ脳がおこなっている仕事をすべて意識することができないのかについては、まだなぞにつつまれています。

また、私たちは、どうして思ってないことをやってしまうのでしょう。その理由は二つ考えられています。

一つは、意識と無意識の問題に関係するといわれています。脳はたくさんの仕事

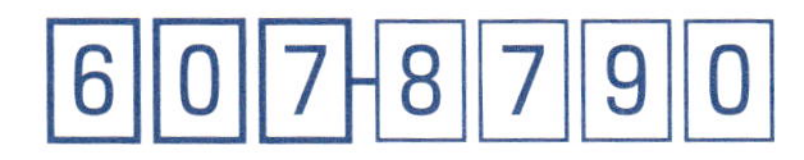

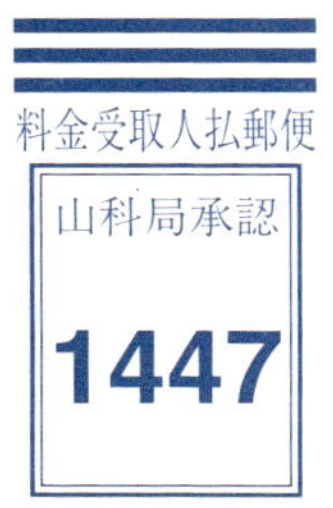

差出有効期間
平成30年９月
30日まで

（受　取　人）

京都市山科区
日ノ岡堤谷町１番地

ミネルヴァ書房
読者アンケート係 行

◆ 以下のアンケートにお答え下さい。

お求めの
書店名＿＿＿＿＿＿＿市区町村＿＿＿＿＿＿＿＿＿＿＿＿＿書店

＊ この本をどのようにしてお知りになりましたか？ 以下の中から選び、３つまで○をお付け下さい。

A.広告（　　　　）を見て　B.店頭で見て　C.知人･友人の薦め
D.著者ファン　E.図書館で借りて　F.教科書として
G.ミネルヴァ書房図書目録　H.ミネルヴァ通信
I.書評（　　　　）をみて　J.講演会など　K.テレビ･ラジオ
L.出版ダイジェスト　M.これから出る本　N.他の本を読んで
O.DM　P.ホームページ（　　　　　　　　）をみて
Q.書店の案内で　R.その他（　　　　　　　　）

書名　お買上の本のタイトルをご記入下さい。

◆上記の本に関するご感想、またはご意見・ご希望などをお書き下さい。
文章を採用させていただいた方には図書カードを贈呈いたします。

◆よく読む分野（ご専門）について、3つまで○をお付け下さい。

1. 哲学・思想　2. 世界史　3. 日本史　4. 政治・法律
5. 経済　6. 経営　7. 心理　8. 教育　9. 保育　10. 社会福祉
11. 社会　12. 自然科学　13. 文学・言語　14. 評論・評伝
15. 児童書　16. 資格・実用　17. その他（　　　　）

〒
ご住所

Tel　（　　）

ふりがな
お名前

年齢　歳
性別　男・女

ご職業・学校名
（所属・専門）

Eメール

ミネルヴァ書房ホームページ　http://www.minervashobo.co.jp/
＊新刊案内（DM）不要の方は × を付けて下さい。□

を勝手におこなっているため、私たちが意識しないうちにさまざまな命令を体の各部分に出すことがあるわけです。

もう一つは、「反射」とよばれる反応です。熱いものにさわった時に、思わず手を引っこめることがあります。この時には、脳は使われていません。体を危険から守るため、脳ではなくて脊髄がすばやく命令を出すのです。このことは、近代の脳研究の歴史のなかでは、早い時期から知られてきました。

ところで、「頭がガンガンする」といった言葉がよく使われています。ガンガンするほど痛くなるということですが、これにはいくつもの原因が考えられます。なかには、脳に異常がある場合もあります。しかし、異常がないことも多いようです。

頭を強くぶつけて脳の一部が壊れたり脳の血管が切れて出血したりすると、非常に強い痛みを感じます。「ハンマーでなぐられたようだ」と言われるほどです。

しかし、頭が痛くなる場合の多くは脳自体に異常があるわけではなく、熱中症で血液のバランスが崩れた時や、肩こりなどで首や肩の筋肉が痛む時などに現れることが多いといいます。

また、脳が嫌だと考えると、体の部分が痛くなることがあるといいます。これは、脳と体を直接つなぐ神経（自律神経）のバランスが崩れることで起こります。自律神経のほかには迷走神経というのもあります。迷走神経は、脳と、胃や腸とを直接つないでいるものです。だから気持ちの変化は、胃や腸、つまりおなかの調子に表れやすいといわれています。

「反射」をのぞいて、体はすべて脳の命令で動いていますが、体が脳の言うことを聞かなくなることもあります。しかし、脳の働きには意識できる部分とできない部分がありますから、意識できない脳の活動が「体を動かせ」という命令を出すと、脳が勝手に働いたように感じられるのです。

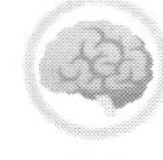

睡眠と脳

脳は活発に働いている時もあれば、休んでいる時もあります。眠っている時は脳が一番休んでいる時です。睡眠には、浅い眠りと深い眠りの二種類があります。それらが、一時間半くらいのサイクルで交互に繰り返します。浅い眠りというのは、前頭前野をのぞく大脳の大部分が起きている状態です。この状態では、目がきょろきょろと動いているのが、まぶたの上から見てもわかります。このため、英語の「Rapid Eye Movement（ラピッドアイムーブメント）（速い目の動き）」の頭文字をとってＲＥＭ（レム）＝レム睡眠とよんでいます。一方、深い眠りの時は、前頭前野を含む大脳のほとんどの部分が休んでいます。この状態を、レム睡眠に対して「ノンレム睡眠」とよんでいます。レム睡眠では大脳の大部分が、起きている時と同じように働いていて、何かを思い出したり、考えたりしています。ところが、それらの情

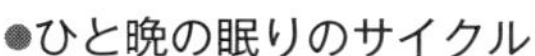
●ひと晩の眠りのサイクル

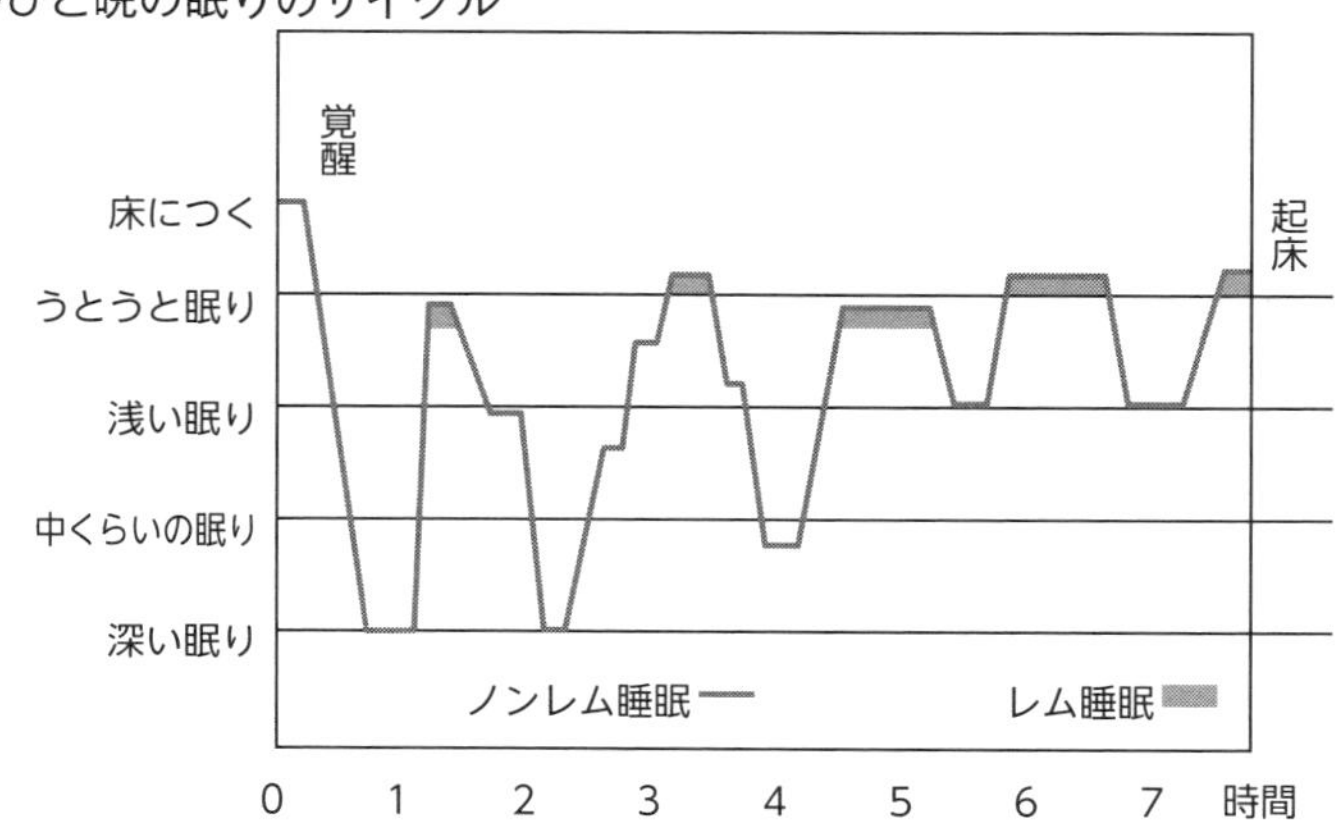

報をまとめる働きをする前頭前野は、この時休んでいます。夢の内容が実際にはありえないことだったり、つじつまが合っていなかったりするのは、前頭前野が働いていないせいだと考えられています。脳のなかでも、呼吸や心拍など生存に関わる機能をもつ脳幹は、レム睡眠、ノンレム睡眠にかかわらず休むことができません。脳幹の働きが止まると体の働きを維持することができなくなってしまうため、私たちが眠っているあいだも働いているのです。

脳、とくに前頭前野は、起きているあいだずっと働きつづけています。そのため、疲れてくると、休ませてほしいと体へ信号を送ります。この信号が「眠気」です。眠っているあいだは、体とともに脳も休息をとり、疲れを回復させているのです。眠っているあいだに脳のなかでそれまでの記憶や思考が整理され、しっかりと記憶が定着するともいわれています。夜、勉強をしたあとで眠りにつくと、脳がその記憶を整理してくれるため、きちんと記憶ができるようになるのです。

記憶というのは、知識の記憶だけではなく、自転車の乗り方やスポーツの技術など、体の動きについての記憶もあります。一日練習してもできなかったことが、ひと晩眠るとできるようになっていた、ということもありえるのです。

逆に、疲れているのに無理をして眠らなかったり、徹夜をしたりすると、脳の働きが低下します。頭がよく働かなかったり、イライラしたりするのです。心の働きが壊れてしまうこともわかっています。

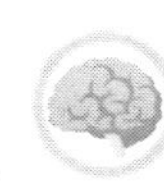

脳の休業

寝ている時以外にも、脳が休んでいる時があることが、ｆＭＲＩを使った研究でどんどんわかってきています。例えば、音楽を聴いている時には、脳のなかの音を聞く部分だけは活動していますが、そのほかの部分は休んでいる状態になっていることがわかりました。また、何もせずにぼーっとしている時や考えごとをしている時は、前頭前野をはじめ、多くの部分が休んでいる状態になっています。まんがを読んだり、テレビを見たり、テレビゲームをしている時にも、脳のなかでものを見る場所は働いていますが、そのほかの部分は休んでいるのです（→巻頭口絵）。

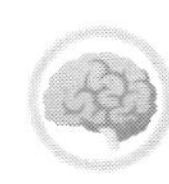

脳が関わらない体の動き

熱いお茶をさわった時、私たちの脳はお茶が少し熱いと判断して、冷ますために息をふきかけるよう口の筋肉へ指令を出します。ところが、熱湯に指がふれてしまった場合、私たちは瞬間的に手を引っこめます。皮膚の感覚が脳に伝わる前に、手が反応しているのです。

これは脳が出す指令ではありません。「反射」とよばれる、脳が関わらない動きです。この場合、熱いお茶の時と同様に、情報が神経を通って脊髄までは届いていますが、脊髄から脳へ伝わる過程が省略され、脊髄から指先へ命令が出ています。

こうすることで、情報が脳まで伝わる場合より、早く体が反応することができるわけです。これは、体に危険が迫った時にすばやく対応するためにそなわっている機能です。ほかにも、つばが出たり、汗をかいたり、歩く時に自然に脚を交互に出したりというのも、脳で考えずにおこなっている反射に属することです。

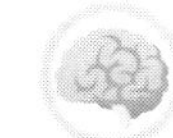

脳が錯覚することもある

脳は、どんなにすぐれたコンピュータよりもずっと複雑な機能をもっています。それでも、錯覚を起こすこともあります。

下の写真では、道路の奥にある車は、道路の手前にある車よりもずっと大きいように見えます。ところが写真上で実際の大きさを測ってみると、二つの車の大きさはまったく同じです。

こうした目の錯覚（錯視）は、脳で起こるものだと考えられて

もとの写真の奥行きを利用してつくられた錯視画像。

います。同じ大きさの物体は近くにあるほど大きく、遠くにあるほど小さく、目のレンズに映ります。このため、物体が同じ大きさだった場合、目のレンズに映る情報を受信した脳は遠近の情報と組み合わせ、遠くにあるものほど大きいと判断するのです。車の写真で起こる錯視は、こうした脳の働きに関係しているという考え方が有力です。

錯視には、左ページのように、ほかにもさまざまなものがあります。

これらの錯視はどれも脳による錯覚ですが、脳の働きに欠陥があるということではありません。むしろ、ものを正確に見ようとする脳のすぐれた働きの代償として、こうした錯視が起こるのだと考えられています。脳の仕組みはこれほどに複雑なものなのです。

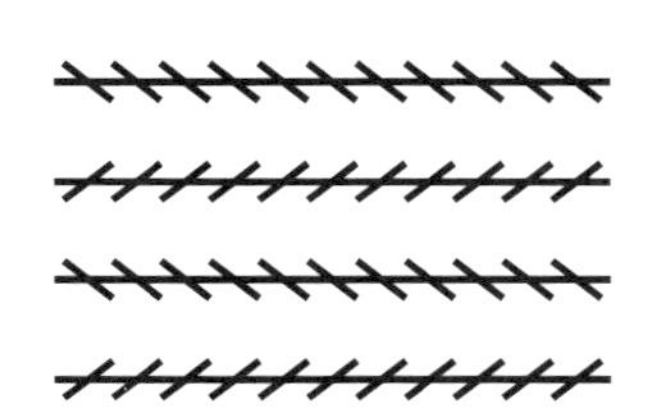

ツェルナー錯視。横線はどれも平行だが、互い違いに斜めに傾いているように見える。ポッゲンドルフ錯視と同じように、脳が90度よりも小さな角度を大きく認識するせいではないかといわれている。1860年にドイツの物理学者・天文学者であるツェルナーが発見。

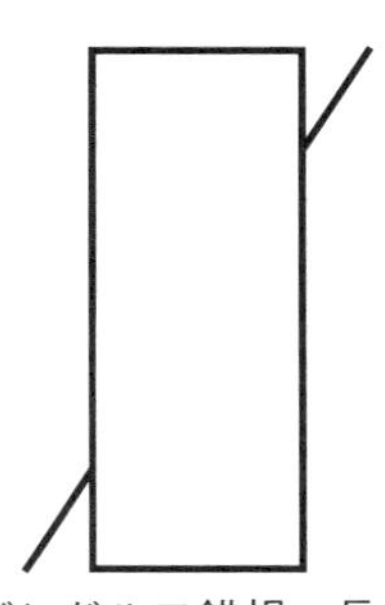

ポッゲンドルフ錯視。長方形を横切る線は、長方形の左側と右側で上下にずれているように見えるが、実際には一直線。90度よりも小さな角度を、脳が実際より大きく見積もってしまうせいではないかと考えられている。1860年にドイツの物理学者、ポッゲンドルフが発見。

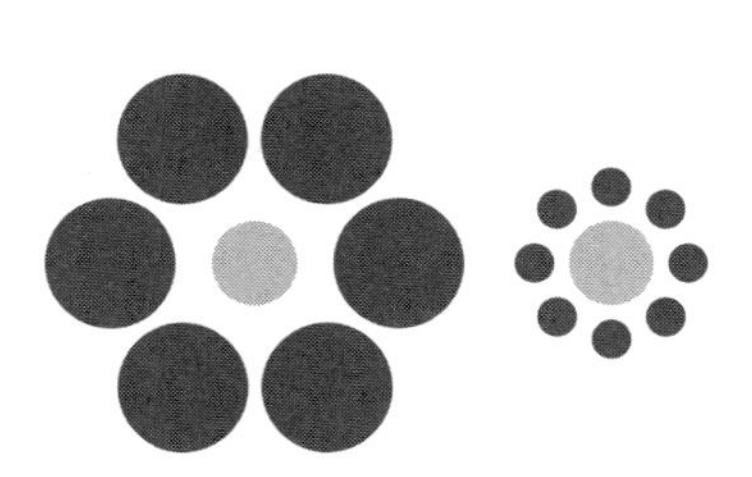

エビングハウス錯視。中央にある薄い灰色の円は、左右どちらも同じ大きさだが、右のほうが大きく見える。右の円のまわりには小さい円があるために、実際よりも大きく見えるのではないかと考えられる。ドイツ生まれの心理学者エビングハウスが発見。

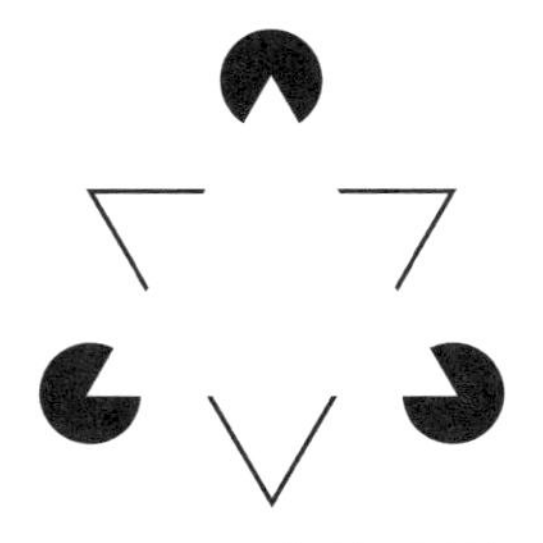

カニッツァの三角形。図形の中心に、実際にはない白い三角形が見える。脳が線をつなぎ、三角形の輪郭を補うためと考えられる。1955年にイタリアの心理学者カニッツァが発表した。

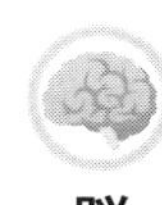

脳の成長から停止まで

人間の脳の重さは、生まれた時は平均で三百八十グラムくらいで、大人になると、千グラム以上に成長します。脳のなかでもとくに大切な前頭前野は、最初に三歳ごろまでのあいだに発達します。次に、思春期から二十歳ごろまで急激に成長し、その後、成長は三十歳くらいまでゆるやかに続くと考えられています。歳をとったり、病気になったりして脳が働かなくなった場合、呼吸や心拍などの生命を維持するのに必要な司令が脳から出されなくなってしまい、死んでしまいます。

脳の病気には、大きく分けて次のようなものがあります。

・神経の病気…脳のなかで情報を伝達している神経細胞が徐々に死んでいき、脳が正常に機能しなくなる。パーキンソン病（症状は手足のふるえやこわばり、動作が遅いなど）、アルツハイマー病（症状は物忘れや判断力の低下など）などがある。近年では、「心の病気」といわれるうつ病患者の脳で、脳の神経細胞の働きが低下していることもわかっている。

・脳血管の病気…何らかの原因によって脳のなかの血管が切れ、脳の働きに影響が出る。くも膜がやぶれて出血する「くも膜下出血」、脳の内部の血管が切れる「脳内出血」、血液が脳内で固まるなどして、血管がつまる「脳梗塞」などがある。手足のしびれやめまいが起こり、ひどい場合には命にかかわる。

・脳腫瘍…「腫瘍」とは、できもののこと。脳のなかでは、脳神経、髄膜などさまざまな場所で腫瘍ができることがある。頭蓋骨のなかが圧迫され、頭痛が起こったり、吐き気を感じたりする。

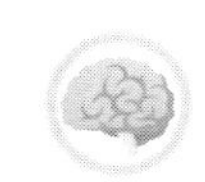

人間の脳は変化している！

二〇一一年、アメリカの科学雑誌『ディスカバー』に衝撃的な研究結果が発表されました。人類の脳の大きさが、過去三万年で一割縮小しているというのです。これは、三万年前ごろに絶滅したネアンデルタール人の頭蓋骨と、一万七千年ほど前に生きていたクロマニヨン人、そして現在のヒトの脳の大きさを比較することで明らかになったといいます。アメリカの心理学者デビッド・ギアリー教授は、生存のために知能を使う必要がなくなったため、脳が縮小したのではないかという見解を発表。アメリカの通信社ＡＦＰ（エーエフピー）を通じて報道されました。

一方で、アメリカの人類学者ブライアン・ヘア准教授は、ハスキー犬の脳はオオカミの脳よりも小さいにもかかわらず、知能はハスキー犬のほうが高いことを指摘し、知能と脳の大きさには関連性がないとして、ヒトの脳が小さくなったのは、知能が低下したことを意味しないと発表しました。いずれにせよ、人間の脳が昔と比べて変化しているのは確かなことといえそうです。ということは、未来の人間の脳も、現在とは違うものになっている可能性はあるといえます。

未来の人類の脳が現在と違っているかもしれないと考えられる一つの要因が、コンピュータの進化だといわれています。現在、計算や集計、分析など、複雑な情報処理の多くをコンピュータが人間にかわってやってくれるようになりました。文章の翻訳や文法的な間違いの校正など、これまで難しいと思われていたことでさえ、コンピュータがやってくれます。

こうしたことがますます進んでいけば、計算や校正などをつかさどる脳の機能が不必要になっていくかもしれません。このことは、現代に生きている人類から見れば、退化のように思えます。しかし、百年後、二百年後の人たちから見れば、「計算なんかに頭を使っているなんて、ありえない。計算はコンピュータがするもの。ほかのことに頭を使えばいい」と思うかもしれません。

なんだかおかしなことのように思えますが、脳が価値のないものだと考えられていた古代エジプトの人たちの生活と、私たち現代人の生活を比べてみれば、何も不思議なことではありません。未来の人たちが、私たちの時代を振り返って「計算なんかに頭を使っていたなんて大変だなあ」と思ったとしても、少しもおかしなことではないのです。

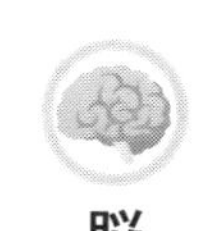

脳に関するQ・A

ここでは、脳に関してよく出される質問とその答えをまとめておきます。

一　脳は、生まれるどれくらい前からできているの？

脳は、受精してから二十日目くらいにはできている。受精してから赤ちゃんが生まれるまではおよそ十か月だから、生まれる九か月前には脳ができていることになる。大脳や小脳の形がはっきりとしてくるのは、受精のあと百日目(四か月目)くらいになってからだ。

二　脳の細胞は、一日いくつ増える？　何時ごろに増える？

脳の細胞は、生まれてからは増えることはないと考えられてきた。しかし最近になって、「海馬(かいば)」という脳では、細胞が増えることがわかってきた。海馬は脳の内側のほうにあって、記憶と関係しているところだ。一日にいくつ増えるか、何時ごろに増えるのか、どうすればよく増えるのかなどは、まだよくわかっていない。

三　脳が新しいことを覚えると、どういう現象が起きる？

脳が新しいことを覚えることは、「学習」や「記憶」とよばれている。学習や記憶をすると、脳のなかでは、神経線維やシナプスが増えるなど、脳の構造が変化していくと考えられている。

四　脳の細胞には種類があるの？

脳のなかにはいくつか、異なる働きをもった細胞がある。脳の細胞と一般的にいわれているのが「神経細胞」。神経細胞は、情報や命令を電気として、ほかの神経細胞に伝える役割をもっている。もう一つの代表的な細胞は「グリア細胞」で、数は神経細胞の十倍以上もある。グリア細胞は、神経細胞に栄養を運ぶなど、神経細胞を支える役割をもっている。

五　覚えたことは、脳のどこにあるの？

さまざまな経験や学習をして覚えたことは、最終的には大脳の後頭葉や頭頂葉、側頭葉にしまわれると考えられている。そのなかでどの場所に収納されるかは、覚えたことの内容によって決まる。さらに、覚えたことは、いったん脳のなかでバラバラの情報になってからしまわれることもわかっている。例えば「リンゴ」についての記憶は形、色、味、などの情報に分解されて、それぞれが別々の場所にしまわれる。

六　何かを考えている時、脳はどうなっているの？

私たちは、おもに前頭前野を使ってものを考えている。じっくりものを考える時の脳の働きを、ｆＭＲＩを使って計測してみたことがある。じっくり考えている時は、頭をたくさん使ったような気持ちになるが、実際には左の大脳の前頭前野のほんの一部だけが働くことがわかっている（↓巻頭口絵）。

七　肝心な時に、必要なことをすっかり忘れてしまうのはどうして？

肝心な時にものを忘れてしまうのは、緊張しているせいで、前頭前野がうまく働かないためだ。忘れてしまったことを思い出すこつは、思い出したいものと少しでも関係しそうなことを考えること。記憶は、さまざまなほかの記憶とつながっているので、一つのことを思い出すと、だんだん関係する記憶がよみがえってくると考えられている。

八　なぜ体の部分はいろいろあるのに、脳だけしか考えるところがないの？

脳をはじめ、私たちの体の部分はそれぞれ、どんな仕事をするのか、役割が決まっている。体の部分にもいろいろあるけれど、例えば目の仕事はものを見ること、耳の仕事は音を聞くことなど、役割が決まっている。そのなかで脳に割ふられた仕事が、考えるということだ。

第五章

現代人の日常生活とスマート・エイジング

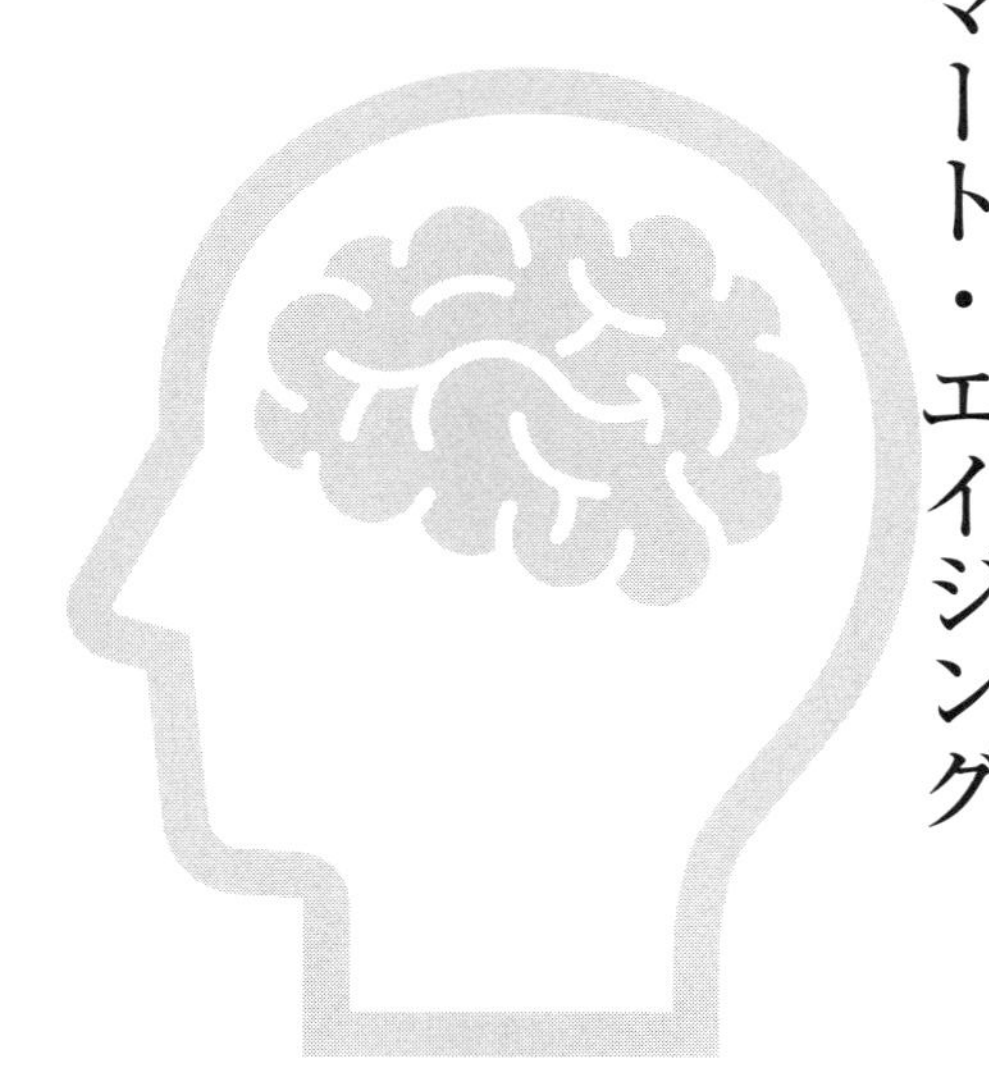

あらためて認知症について

最近の脳研究によって、長いあいだなぞにつつまれていた脳の働きがどんどん解明されてきています。そのスピードは眼を見張るものがあります。だから、私たちも、認知症ゼロをめざすと言っているのです。そう言いながら、ここまで認知症そのものについての説明をしていませんでした。ここで、認知症について知っておいていただきたい基礎知識をまとめたいと思います。

前章で、脳の病気について記しましたが、認知症は病気の名称ではなく、なんらかの病気によって引き起こされる症状や状態の総称を言っているのです。老化による物忘れと認知症は違うことを、しっかりと押さえておいてく

●加齢による物忘れと認知症の違い

加齢による物忘れ

- 物忘れを自覚している
- 体験したことの一部を忘れる
- ヒントがあれば思い出す
- 日常生活に支障はない
- 判断力は低下しない

認知症による物忘れ

- 物忘れの自覚がない
- 体験したこと自体を忘れる
- ヒントがあっても思い出せない
- 日常生活に支障がある
- 判断力が低下する

ださい。

誰でも年齢とともに物覚えが悪くなってきます。どこに物をおいたのか、今何をしようとしていたのか忘れてしまったり、人の名前が思い出せなくなったりします。こうした「物忘れ」は脳の老化によるものです。ところが、認知症はそれとは違います。認知症は、154～155ページに記した病気などによって脳の神経細胞が壊されるために引き起こされる症状や状態を指します。

なお、認知症のなかでおよそ半数が、アルツハイマー型認知症です。次に多いのがレビー小体型（しょうたいがた）認知症、そして血管性認知症と続きます。

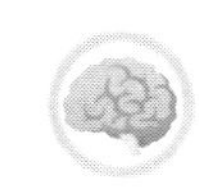

そもそも忘れるってどういうこと？

人間の脳は非常に多くのことを記憶する能力をもっています。しかし実際には、人の名前や漢字の書き方など、一度覚えたはずのことも忘れてしまい、思い出せないことがよくあります。一方で、忘れていたことを何かのきっかけで思い出したり、ずっと前の記憶をふと思い出したりすることもあります。

これは、忘れたことでも、脳には記憶が残っているからだと考えられています。忘れてしまった記憶でも脳から完全に消去されたわけではないのです。脳のなかには記憶が残っているにもかかわらず、その記憶を引き出せなくなっているだけなのです。このことを裏付けるマウスを使った実験結果が二〇一五年五月に発表され、科学的に証明されました（下の表）。この結果から、一見忘れた記憶も脳の神経細胞を刺激することでよみがえらせることが可能ではないかと考えら

●理化学研究所脳科学総合研究センターのマウスを使った実験

1	記憶している時に活動する海馬（脳の一部）の神経細胞の活動を、人工的に操作できるような工夫をほどこしたマウスを作製する。
2	そのマウスを小箱に入れ、弱い電気刺激を与えて、小箱の環境が怖いことを記憶させる。その直後にマウスに薬剤を与え、怖い体験の記憶を失わせる。するとマウスは、小箱に入れてもすくまなくなった。
3	翌日、怖い体験をした小箱とは別の小箱に同じマウスを入れ、海馬の神経細胞を人工的に活性化させる。すると、記憶を失ったはずのマウスがすくんだ。
4	これは、記憶は痕跡として、海馬の細胞群のなかに直接保存されていることを意味する。

れるようになったのです。

そもそも、記憶には、「短期記憶」と「長期記憶」があって、前者はその名の通り、短い時間しか残らない記憶のこと。初めて会った人の名前を一度聞いただけでは、すぐに忘れてしまいがちです。これに対して、よく会う友だちや先生の名前は、長いあいだ覚えていて、いつでも思い出すことができます。これが「長期記憶」です。何度も思い出すことで、記憶が脳にしっかり定着して長期記憶がつくられると考えられています。

また、人間の脳が記憶できる量は、パソコンみたいに限度が決まっているのではありません。人間の脳には約百四十億個の神経細胞があって、その一つひとつの神経細胞は十から百くらいの情報を処理できると考えられていて、その組み合わせは無限といってもいいほど膨大なのです。

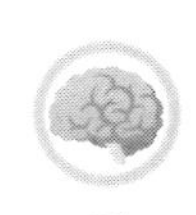

スマート・エイジングのために

ここからスマート・エイジングを実践するために、私たちはどうすればよいかについて、まとめていきます。

一般に、心も体も健康に歳をとるには、次の四つの条件があるといわれています。

・頭を使う習慣
・体を動かす習慣
・バランスのとれた栄養
・社会と関わっている習慣

これら四つのバランスがとれていることが大切なのです。

では、ここでは、スマート・エイジングのために次のように提案します。

一番目の「頭を使う習慣」については、私の専門分野なので、最終章にまわします。この章では、三番目の「バランスのとれた栄養」と四番目の「社会と関わっている習慣」についてまとめてみます。現代人の脳の働きを抑制するものとして、テレビやゲーム、スマホ（スマートフォン）、そして、食生活について記していきます。「華麗に加齢」すること、即ちスマート・エイジングには、そうした「じゃまもの」を抑制することが重要だと私たち加齢研は考えているのです。

栄養学は歴史が古く、昭和三十年代の知識は今でも現役で通用する一方、近年は分子生物学など最先端の生命科学研究手法を取り入れ、目覚ましく研究が発展しつつあります。今は、古い栄養学から、新しい科学的な栄養学への過渡期にあるように思います。そのためか、みなさんもわかっているようで、かなりわかっていないのではないかと、私は感じています。そこでまずは、脳科学の観点から、頭を使う習慣と栄養学を組み合わせたら、何が見えてくるかということについて説明します。

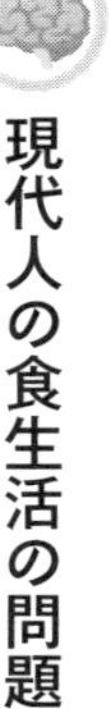

現代人の食生活の問題

人間の脳の重さは普通、体重の約二%ほどだといわれています。ところが、その脳が消費するエネルギーは全身の約二〇%にもなります。脳が消費するエネルギーがいかに大きいかがわかります。脳のエネルギー源はブドウ糖だけです。体のほかの臓器や筋肉は、ブドウ糖のほかにも脂質やタンパク質をエネルギー源としますが、脳の神経細胞はブドウ糖しかエネルギー源にすることができません。

ブドウ糖は糖の一種で、おかしなどに多く含まれるほか、ごはんやパン、麺類などの炭水化物にも含まれています。

ブドウ糖は、炭水化物に含まれるデンプンが胃や腸で消化・分解されてつくられます。脳は、一時間に約四グラム、一日に約百グラムのブドウ糖を消費すると考えられています。一般に、勉強などで集中して頭を使ったあとに甘いものがほしくなるのは、脳がブドウ糖をほしがっているからだと考えられます。

血液のなかにブドウ糖がどのくらいあるかという濃度を「血糖値」といいます。

血糖値が下がってしまうと脳はうまく働きません。

血糖値は、食べ物、とくに炭水化物を食べたあとに上昇します。しかし、急激に血糖値が上がった場合や、上がりすぎた場合、体に負担がかかってしまいます。それどころか、子どもの場合には、血糖値の上がりやすい食べものをとりすぎると、脳の発達に悪影響を及ぼすので、血糖値はゆるやかに適度に上げていく必要があります。

また、脳はブドウ糖さえあればよいというわけではありません。神経線維やシナプスをつくる材料として、ブドウ糖以外にもさまざまな栄養素が必要です。神経細胞がブドウ糖を使うためには、アミノ酸のリジンやビタミンB群なども必要なのです。

糖質を大量に摂取すると血糖値が急上昇するので、これを一定に保とうという身体の働きによって、すい臓から大量のインスリンが分泌されます。インスリンの働きで今度は、血糖値が急激に下がり、正常よりも低くなってしまいます。すると、脳のエネルギー源となるブドウ糖が不足し、集中力や計算力などの脳の働きが落ちてしまうのです。

糖質が脳の働きを活発にするとは言うものの、過度に糖質を摂取すると別の疾患の危険性が指摘されています。糖質を制限することによって、肥満や糖尿病、メタボリック症候群、動脈硬化や、がんなど多くの疾患の発症率を低下させることができるというのも確かです。

こうしたことから、世界保健機関（ＷＨＯ）が二〇一四年三月に発表した、一日の糖類（単糖類と二糖類）の摂取量二十五グラム以下が糖質摂取の基準とされています。

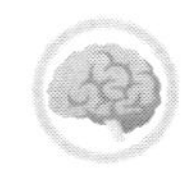

現代人の朝食とスマート・エイジング

血液のなかのブドウ糖を増やすにはどうしたらいいか、中学校の理科で習ったはずです。それには、主食であるごはんやパンを食べる。これらを食べると、それが消化されて、血液のなかで糖に変わり、それが脳の細胞のなかの唯一のエネルギー源になると記されています。

現代では、若い人を中心に朝食を欠食する人の割合が増えており、それが問題として指摘されています。

文部科学省の調査で、朝食の摂取頻度が、子どもたちの学力や体力と相関することが毎年報告されています。私たちが仙台市の子どもたちのデータを解析した結果でも、①朝食習慣をもちつづけた子どもたちは、三年間の追跡で、学力がゆるやかに上昇する、②朝食習慣がない子どもたちは、学力の低下が進む、③朝食習慣をもっていたのに、経過中に朝食習慣をなくした子どもたちは良かった学力が急速に低下する、④その逆に朝食習慣をもちはじめた子どもたちは、低かった学力が上昇しはじめることなどを明らかにしました。また、農林水産省の補助を受けておこなった調査からは、子どものころの朝食習慣が大学入試の結果や、就職先、さらには年収の額にも影響していることも明らかにしました。

そうであれば、朝食の問題は、高齢者でも同じことなのです。朝食をとらないことは華麗なる加齢に反する！「アンチ・スマート・エイジング」になることは自明の理ということです。

加えて、私たちが二〇〇四年からおこなった「コホート調査研究」（特定の地域や集団に属する人々を対象に、長期間にわたって健康状態と生活習慣や環境の状態などさまざまな要因との関係を調査する研究）では、朝食のおかずの品目数が前頭前野機能の発達と相関することを明らかにしました。

これまで、子どもの発達と朝食の質（おかずの数）との関係がとくに注目されてはいなかったことから、加齢研が大塚製薬と産学連携で研究した結果です。

大塚製薬の研究所が二〇〇七年に発表した論文によると、健常成人が主食のみの朝食をとったあと、午前中におこなった連続足し算の作業量は朝食抜きの場合と差がなく、主食、主菜、副菜の揃った朝食をとった時には、作業効率が向上するというものでした。

さらに、連続足し算の作業量の測定には、できるだけ速く解くことを被検者にお願いしているので、認知機能のなかでも認知速度とよばれる指標が計測できます。認知機能には前頭前野の活動が反映していると考えられます。また、成人に一桁の足し算をさせるので、学習効果は出にくい課題です。従来の脳科学の知識では、神経細胞はブドウ糖をエネルギー源にしていますから、主食をとりさえすれば、連続足し算をするための神経細胞群は活動するはずなので、主食のみをとった時の作業量は朝食抜きの場合よりも向上しなくてはいけません。しかし、結果は違っていました。

そこで、脳科学の「常識」と異なる実験成果に疑念を抱きつつ、健康な大学生を対象として完全栄養の流動食を朝食としてとった時と、同じカロリーの糖質のみを飲料でとった時とで、記憶課題遂行中の脳活動をＭＲＩで計測して比較する実験をおこないました。すると驚いたことに、流動食をとった時のほうが、糖質のみをとった時に比べて有意に脳活動が高い領域がたくさん出てきたのです。

これは、脳は、糖質のみでは十分に働かないということが証明されたことを意味しました。

「お腹がすくと脳が働かないので（ここまでは正しい）、チョコレートや飴などで糖質をとってしのげばよい」は、真っ赤な嘘であることが証明できたということ！

細胞がブドウ糖をエネルギー源として上手に利用するためには、ビタミンB1、クロム、必須アミノ酸のリジン、αリポ酸などが必要なことは、栄養学では少なくとも昭和三十年代には知られていた知識です。私たちは、こうした補助栄養素を含む食品を、きちんと毎食事ごとにとらなくてはいけないことを見落としていたのかもしれません。

忙しい現代社会において、若い人を中心に朝食を軽んじる風潮があります。これは、自らの生活の質を下げることに直接つながっていて、スマート・エイジングとは真逆の行為（アンチ・スマート・エイジング）であると言えます。

私たちは、二〇〇八年に認知機能発達寄附研究部門を加齢研に立ち上げ、子どもの発達研究を継続的におこなう環境を整備しました。ここでの研究では、朝食の主食によって、子どもたちの脳発達に差が生まれることも明らかになっています。

知能検査の結果を解析すると、朝食の主食に米を食べる子どもたちのほうが、パンを食べる子どもたちよりも、知能指数が高いという衝撃的なデータが出ました。

かつて、父親がイギリスに留学をしたおかげで、私の朝食は毎食パンで育ちました。先のデータを知って、私は何らかの間違いであることを期待しながら、MRIで撮像した脳形態を調べることにしたのです。

その結果、さらに残酷なことに米食の子どもたちは、パン食の子どもたちに比べて大脳の灰白質（神経細胞層）の量が多いことまで判明したのです。脳発達に違いがあったため、知能指数に差がついていたということです。

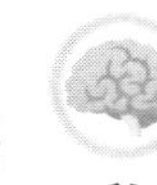

私個人としては

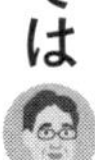

父がイギリスに留学していなければ、私の人生は違ったかもしれないのです。なぜ、米食とパン食で脳発達に差がついたのかに関しては、血糖値の上がり方の違いではないかと考えられています。

アメリカの子どもの発達研究では、血糖値の上がり方がゆるやかな食品のほうが、子どもの発達に有利であることが示されています。脳の発達にとっても同じストーリーが成り立つのでしょう。日本人が好んで食べる白いパンは、小麦の胚芽を除去してあるだけでなく、外皮（ふすま）の混入を避けるため小麦の周辺部分を磨きとり、なかの糖質中心の部分を使った小麦粉を使用してあります。したがって食後の血糖値の上がり方も、ほぼ砂糖をなめているのと一緒です。

一方、欧米のパンは小麦の粒をまるごと挽いた全粒粉でつくってあったり、胚芽を除去したとしても小麦は磨かずに使ってあったりします。全粒粉のパン（小麦を磨かずに小麦粉にした真っ白ではないパン）は米のごはんよりも血糖値の上がり方がゆるやかですし、舌触りは悪いですが、米のごはんと血糖値の上がり方には大きな差異はありません。米のごはんも、白米よりは玄米、さらには雑穀を混ぜたほうが血糖値の上がり方はゆるやかになります。

結局のところは、自然のものを、できるだけ自然のままいただくことがスマート・エイジングにつながるのです。

日本で全粒粉のパンが手に入りにくいのは困ったことです。血糖値の上がりやすい食品は糖尿病の大敵です。健康のためにも白いパンを食べる習慣は、早めになんとかしないといけません。我が家では、私だけが、朝食でパンしか受け付けません。

子どものころにつくられた生活習慣は強固なものがあります。このデータを知ってからは白い食パンを買って食べることはほとんどありません。パン焼き機を購入して、玄米などでパンをつくって食べるようにしています。

また、栄養学の常識として、血糖値の上がり方は、主食のみで考えるのではなく、主菜や副菜を組み合わせた食事全体で考える必要があります。例えば繊維質の多い野菜などを、最初にしっかり食べておくと、血糖値の上昇をある程度抑えることができます。しかし、困ったことに、パン食の人ほど主菜や副菜はとらない傾向が強いのです。米のごはんは、汁物と何らかのおかずがないと喉を通りませんから、半強制的に主菜や副菜をとる効果があります。先ほどのごはんとパンの比較も、主菜や副菜の影響が出ないように工夫をして計算をしました。主菜や副菜を入れたふだんの食事で比較すると、もっと大きな差が出てしまいます。お米の有用性をしっかりと見直すべきだということです。

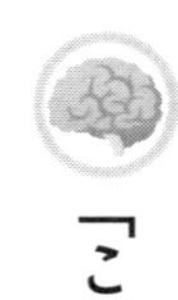

「こ食」

「こ食」とは、「孤食」「個食」「固食」「小（少）食」「粉食」などという言葉があてはまります。どれもなんとなくわかると思いますが、これらが異常な食事のとり方だというのです。

前述のコホート調査研究（→P174）では、朝食を家族全員で食べる頻度が、健常発達児の前頭前野機能の向上と関連していました。

仙台市の調査でも、家族で朝食を食べることが、子どもたちの内発的意欲を向上させ、結果として学力向上につながることが明らかになりました。朝食は何を食べるかだけではなく、どう食べるかも重要なのです。また、食事準備や後片付けなどの手伝いをおこなうことで、子どもたちが大学生になった時の幸福度が上昇することも、明らかになっています。

高齢になって、孤食どころか、孤独な生活をしなければならない事情はさまざまで、簡単に解決できないこともあるでしょう。しかし、食を通した家族のコミュニケーションがスマート・エイジングの秘訣の一つであることは、ここに明記しておきたいと思います。

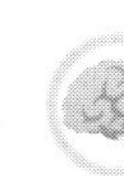

睡眠とスマート・エイジング

睡眠については第四章で書きましたが、食と並んで、子どもたちの発達にとって重要な要素なので、ここであらためてまとめておきます。

文部科学省の全国学力調査の結果は、睡眠時間の短い児童・生徒の学力が低いことを示しています。心理学研究からは、脳の眠りが浅い状態のレム睡眠の時に、脳は、前日の日中におこなった学習や経験の内容を整理整頓して記憶を強化していると考えられています。睡眠時間が短いことで、レム睡眠の時間も減るので、学習内容が記憶に定着しづらいと考えられます。

また、細胞のなかでエネルギー産生をしているミトコンドリアの機能が睡眠不足により下がるとのデータもあり、これらの複合的要因が学力低下の原因と考えられます。

前述した認知機能発達寄附研究部門では、健常発達児童・生徒の平日の睡眠時間の長さと、海馬の体積のあいだに相関関係があることを明らかにし、二〇一二年に論文を発表しました。

「海馬」は大脳の側頭葉の内側面にある部分で、おもに記憶の生成をおこなっています。アルツハイマー病になると、この海馬の萎縮が著しくなり、新しい記憶をつくることが難しくなります。昔のことは思い出せるのに、ついさっきやったことを覚えていないのは海馬の機能不全の典型的な症状です。睡眠時間の短い児童・生徒は、こうした海馬の発達が明らかに遅れていることが明確になりました。もっともこのデータは、「横断的データ」といって、ある集団のある一時期のデータを解析したものなので、厳密には原因と結果の関係ははっきりわかりません。この発表のあとすぐに、ネット上で、「因果関係はわかっていない」と指摘した研究者が出たことを付記します。

ライフスタイルがすっかり昔とは変わってしまった現代社会では、子どもたちに夜更かしをさせることを、おかしいと思わない大人がほとんどになってしまいました。

大人の生活時間と子どもの生活時間を区別することがなくなりました。夜の九時、十時にファミリーレストランなどで親子で食事をしているシーンが当たり前のように見られると聞きます（こう伝聞調に書くのは、私は夜九時を過ぎると眠くなるので、それ以降の時間に家の外で何が起きているのかはよく知らないからです）。

テレビの番組欄を見ても、夜の九時から、子ども向けのアニメ映画が放送されたりします。私が子どものころは、子どもたちのお気に入りの番組でありながら、しかし（だからこそ）PTA（ピーティーエー）が目の敵にしていた「八時だよ全員集合」などでは、出演者が子どもたちに対し、「歯を磨いて寝ろよ！」と、番組終了の際によびかけていました。当時は、今とは異なり、社会全体で子どもをきちんと育んでいたことがしみじみとわかります。子育て支援だ、働き方改革だという声が、永田町（ながたちょう）や霞が関（かすみがせき）から聞こえてきますが、何か大きくずれている気がします。子どもを健全に育成することは、健やかで穏やかな未来をつくるために最も重要で最優先されるべきものです。大人関連の投資よりも子どもの未来に投資することが当たり前の品性をもちたいものです。
夜更かし型社会は、子どもたちの脳発達を阻害します。その恐ろしさに気づくのは、今の子どもたちが中高年になった時でしょう。

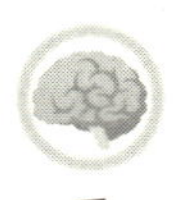

テレビとスマート・エイジング

ここから先は科学ではなく、私の独断と偏見に満ちた与太話に過ぎませんが、夜更かしをして育った子どもたちは、海馬が未発達なまま大人になるので、かなり若い時期からアルツハイマーに悩まされることになるかもしれない！　そんな世の中になった時、夜更かしが当たり前の社会をつくった大人たちは、すでにこの世にいなくなっているのです。

昔は子どもの夜更かしといえばテレビかゲームと相場が決まっていました。今は、子どもの余暇の過ごし方はスマホが中心になってきています。テレビ視聴が子どもの生活に悪影響を与えるという研究は、すでにインパクトが弱くなってきているかもしれません。しかし、乳幼児、低学年児童、高齢者では、テレビ視聴が生活の中心になっている場合もあります。

このことに関して、私たちが発見したことをお伝えしたいと思います。

テレビ視聴が子どもの発達に与える影響に関しては、多くの研究の成果がこれまでに発表されています。テレビ視聴の時間が長い乳幼児は、学童期に入って学業成績が低くなること、言語発達の遅れが見られるとの論文は多数発表されており、確かな証拠と言えます。

またテレビ視聴を制限すると、種々の認知機能が改善するとの論文も発表されています。米国の小児科学会は、これらのデータに基づき、一九九九年に十八か月未満の乳幼児のテレビ・ビデオ視聴を制限するよう提言をし、日本小児科医会も二〇〇四年、二歳以下の幼児を対象として同様の提言をしました。

一方、評価はまだ定まってはいません（証拠性は低い）が、就学前の時期の教育的テレビの視聴や年齢に応じた教育的プログラムの視聴は、言語発達や学業成績が良好になるとの論文も散見します。

認知機能発達寄附研究部門も、二〇〇八年から健常発達児を対象として、テレビ視聴時間が子どもの発達に与える影響の研究をおこないました。この研究では、子どもたちの三年間の成長を追跡する「縦断調査」をおこないました。縦断調査ですので、原因と結果の因果関係は明確です。テレビ視聴時間の長い子どもたちは、三年後に言語性知能の発達に遅れが生じること、前頭前野を中心に大脳皮質の発達に遅れが生じることを明らかにしました。衝撃的だったのは、ＭＲＩ計測で大脳皮質発達の遅れが明らかにされたことです。

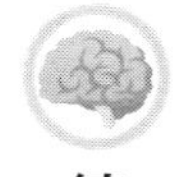

続・私個人としては

私にとってさらに衝撃的だったのは、前述の研究結果に関する二〇一三年の論文発表に合わせておこなった記者会見にテレビ局が一つも現れなかったことです。私にとってテレビなしの記者会見は初めての経験でした。テレビ視聴が子どもたちの脳発達に悪影響を与えるという都合の悪い情報なので、ＮＨＫを含めて全局でスクラムを組んで情報封鎖しようとする姿勢に鳥肌がたちました。日本のメディアが情報統制をしていることはうすうす感じていましたが、こうも露骨に統制をかけられとても怖くなりました。

子どもの脳発達に測定可能な悪影響が出ているのです。その結果、言語発達や学業成績に悪影響が出ています。世界の未来にとって、きわめて深刻な大切な情報です。どこかの国の政治家が悪さしたなんて情報より、何億倍も大切な情報なのに……。

自分の商売に支障があると報道しない貧乏根性には恐れいりました。

私個人のなかでのメディア不信はこの記者会見の時から膨らむ一方です。

どんな真面目な顔で読み上げられたニュースでも、しかめっ面のコメンテーターがもっともらしい解説をしていても、素直に信じることができません。自分たちに都合のよい情報だけを、何らかの意図をもって、流しているだけに感じてしまいます。

テレビ視聴のスマート・エイジングに与える影響ですが、これも怖いデータが目白押しです。テレビ視聴時間の長い高齢者の認知機能が低いことはよく知られていますが、極めつけは、テレビ視聴時間が長いとアルツハイマー病になるリスクが高くなることです。確実な証拠もあります。ですから、認知症予防特集のテレビ番組が時々ありますが、それは、むしろブラックジョークと言えるのではないでしょうか。

テレビ視聴が、なぜこうも悪影響を及ぼすのかの科学的な理由は、残念ながらわかっていません。なぜなら、動物実験ができないので生命科学領域の研究アプローチは不可能だからです。心理学的には、運動や文化的活動量が相対的に減るからとの解釈もありますが。

私たちはテレビ視聴中の脳活動を、MRIを使って測定したことがあります。ほとんどの番組で、前頭前野の活動が安静時よりも下がる現象を観察しています。前頭前野の活動低下は、リラックスをした時にも見られます。テレビを視聴することは、脳のリラクゼーションであると解釈できます。

実際、テレビを長時間視聴していて疲れる感覚はほとんどありません。しっかりと心身が休みをとることができているからだと、私は考えています。

リラックスをするためにテレビを視聴するということは、実際上も論理的にも正しいと思います。しかし、長時間テレビ視聴をすると、そのあいだ心身がリラックスした状態におかれ、発達や脳機能低下予防に必要な最低限の活動が得られなくなることが問題なのです。平たく言えば、テレビ漬けの生活をすることは、毎日布団の上で寝て暮らすのと一緒だということです。

そのため、高齢者でいえば、安静状態を続けていると、身体は寝たきりに向かってしまい、脳は認知症に向かって落ちていくということなのです。

スマート・エイジングの秘訣。テレビはほどほどに！

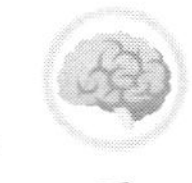

スマホ（スマートフォン）は危ない！

加齢研は二〇一三年、宮城県の仙台市教育委員会と協力して、仙台市の中学生を対象に、スマホと学校の成績に関する調査をしました。スマホや携帯電話を使う時間と、数学、国語、理科、社会、英語の成績の関係を調べ、最近の脳科学に照らして研究を重ねました。その結果が、次のページのグラフです。

平日の自宅での勉強時間が一日二時間以上あっても、スマホや携帯電話を三時間以上使っている中学生は、まったく勉強をせずスマホや携帯電話を使っていない中学生よりも成績が悪くなることがわかったのです。家できちんと勉強していても、スマホを使う時間が長ければ、まったく勉強していない場合よりも成績が下がってしまう傾向があるということです。

また、平日、自宅でほとんど勉強していない人たちに注目して下さい。このグループのなかで、スマホを使わない人たちを見ると、テストの平均点は

●携帯・スマホの使用時間と学力の関係

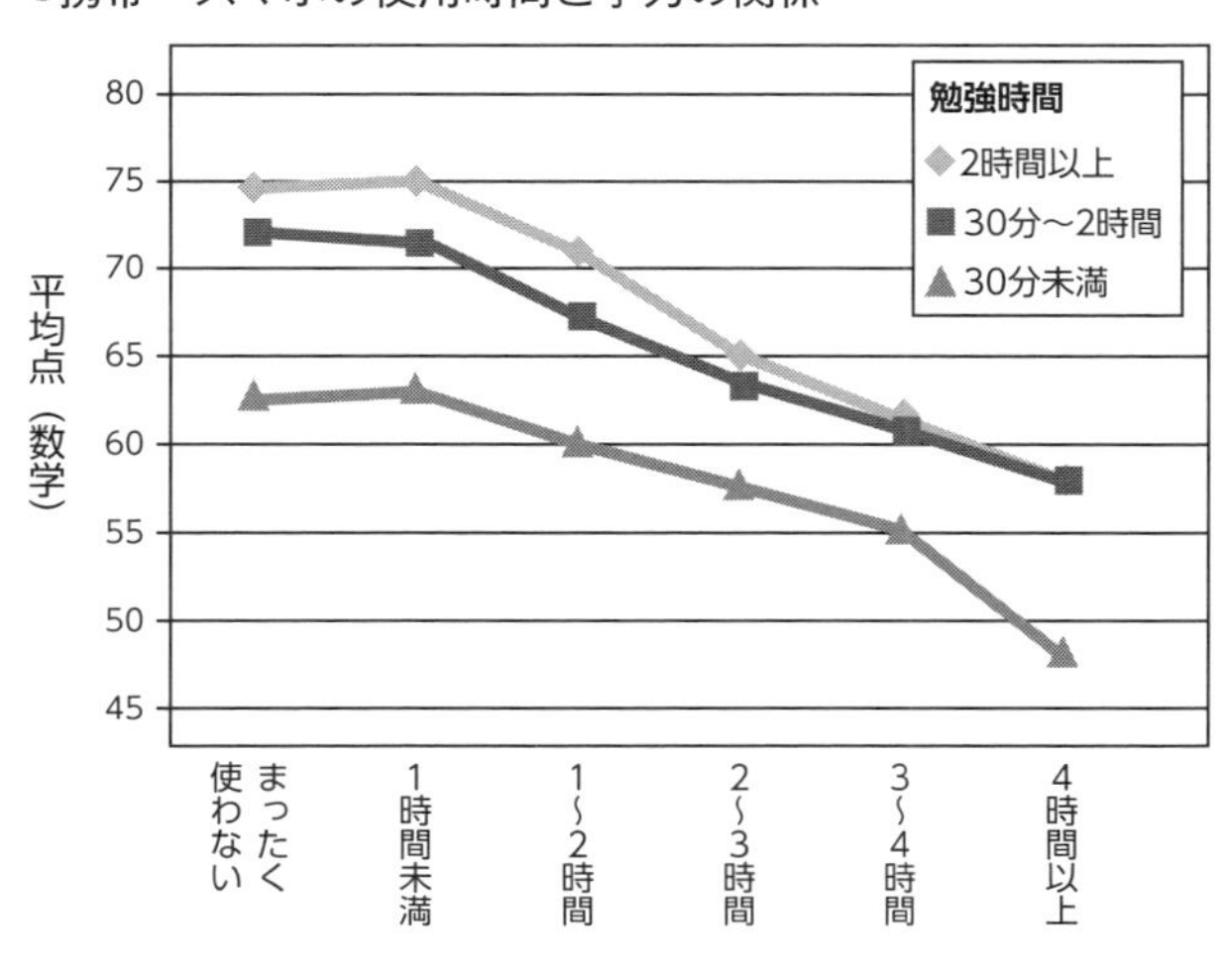

六十三点です。つまり、学校の勉強だけでテストを受けると、六十三点しか取れない難しさだったことがわかります。しかし、同じく自宅で勉強しないグループのなかで、スマホを三時間以上使う人たちの平均点は五十四点になりました。スマホを使ったことによって、テストの点数十点分くらいの記憶が、脳から消えてしまったと考えることができるのです。

この調査結果が出るまでは、スマホや携帯電話を使う時間が長いと、その分、勉強の時間が少なくなって成績が下がるのだろうと考えられていましたが、そうではなく、勉強した効果がスマホや携帯電話を使うことによって打ち消されているのではないかと考えられるようになりました。

加齢研では、スマホを使うことで脳の前頭前野に抑

●勉強時間、スマホをする時間と数学のテストの点数

家で勉強　：しない 家でスマホ：しない	数学の点数：63点
家で勉強　：しない 家でスマホ：3時間する	数学の点数：54点
家で勉強　：1時間する 家でスマホ：しない	数学の点数：72点
家で勉強　：1時間する 家でスマホ：3時間する	数学の点数：61点

制がかかった状態になり、勉強の成果が消えてしまうのではないかと指摘しています。これは、以前からわかっていたテレビやゲームと脳の関係と同様です。

二〇一四年四月の調査では、私たちは、スマホの機種の使い方によって影響の出方が違う可能性を検討することにしました。子どもたちは、もはや携帯電話は使っていないし、スマホだけではなく、家人のタブレットを使ったり、音楽プレーヤーをインターネットに接続したりして、ゲームやＳＮＳを楽しんでいるようになってきたからです。

その結果は、インターネット利用時間で解析した場合も前年度の結果と同じになったのです。必ずしもスマホという筐体（きょうたい）（機器をなかに収めた箱の外側）がいけないわけではないことがわかりました。

また、アプリでは、ＬＩＮＥ（ライン）に代表されるインスタントメッセージアプリの悪影響が強いことがわかりました。

インターネット利用時間で解析すると、毎日一時間未満しか使用していない子どもたちの成績は、使っていない子どもたちよりも若干良いくらいですが、ＬＩＮＥ

等は、一時間未満だとしても、使っている子どもたちの成績は、使っていない子どもたちに比べて明らかに低下していました。

最後に検証すべきは、これまでの調査がすべて横断調査であったため、因果関係が今一つはっきりしないことです。

スマホを使ったことによって学力が下がったのか、それとも学力の低い子どもほどスマホを使う傾向があるのか、どちらが正しいのかをはっきりさせる必要がありました。

そこで、私たちは、子どもたちの学力の経年変化を調べるため、「連結可能匿名化」と言われる方法により、仙台市の子どもたちにいわば背番号をつけ、成長を追いかけることにしました。子どもたちの一年間の変化を観察したのです。

二〇一五年四月の調査で第一回の追跡調査の結果が出ました。その結果は、我々の予想通りでした。スマホをずっと使わなかった子どもたちは、良い成績を維持していました。むしろ若干の向上も見られました。一方、スマホを使いつづけた子どもたちは、低い成績がさらに低下しました。

当初、スマホを使っていなかったが、一年後には使いはじめたという子どもたちは、成績が低下。これに対し、私たちの発した警告を受け止めて、スマホを使うのを自粛した子どもたちの成績が向上していました。

この変化はＬＩＮＥ等の使用時間のほうが顕著に表れていました。しかも、因果関係まではっきりしてしまいました。

ズバリ、私は、スマホは脳のなかにあったはずの学習で獲得した記憶を消す負の力があるのだと考えています。スマホを使うことは、アンチ・スマート・エイジングになる代表的な生活習慣であると言いたいのです。

二〇一六年四月の調査では、別の面で問題が浮かび上がりました。スマホを所持している子どもの約八割は、自宅で勉強中にスマホを操作していることが判明したのです。勉強中にスマホをさわらせるとは、もはや家庭の教育力がゼロとしか言いようがありません。三分の二の子どもたちは音楽を聴いていました。これは昔からよくある「ながら勉強」ですので、まあしかたないとしましょう。しかし、四割の子どもたちが、勉強中にゲームをしていたことが判明。同じく四割の子どもたちは、動画を見ていました。そして同じ割合の子どもたちはＬＩＮＥ等でメッセージのやりとりをしていました。音楽を含め、すべての「ながら勉強」をしている子どもたちのテストの成績は、使用頻度に応じて直線的に低下していました。

また、彼らは、スマホの単一のアプリを使っているのではなく、複数のアプリを操作しているという事実も浮かび上がってきました。一つのアプリにじっくりと集中していることはほとんどなく、ゲームをしたり、ビデオをみたり、ＬＩＮＥをしたりと、目まぐるしくアプリを切り替えて使っています。これは認知科学ではマルチ・タスキングとよばれる行為になります。

これは最近の研究で、精神的満足感は高いが、あらゆる能力が低下することが判明しています。逆説的ですが、情報を取捨選択する能力や切り替えの能力も低下することが指摘されています。実際に、使うアプリの数が多いほど、テストの成績が低下する結果が得られました。「スマホ」は子どもたちを不幸にするツールであることは疑いありません。

調査結果をもとにして、このようにスマホを使う子どもたちの姿を、ハッキリと書いたことについて、みなさんはどう思われるでしょうか。「よく言ってくれた！」「痛痛快快」と、おっしゃってくださる方がいらっしゃることを私は信じています。

子どもにかぎらず、スマホや携帯電話の弊害は、こうしたことだけにとどまりません。テレビはなんとなく見ていることが多く、ゲームは頭を使うというよりも感覚でやっていることが多いことから、テレビやゲームで前頭前野がまひするというのは、誰でもわかる気がします。一方、スマホで人とコミュニケーションをとる場合などは、テレビやゲームよりも頭を使っているような気がするのではないでしょうか。しかし、私たちのおこなった実験の結果からは、スマホや携帯電話を長時間使ったあとは、テレビを長時間見たり、テレビゲームを長時間やったあとと同じように、脳の前頭前野がまひしてしまうことが明らかになっています。

また、顔を見合わせて話をしている時（直接話している時）と、携帯電話を使って話をしている時（間接的に話している時）とでは、前頭前野の働きのようすがどう違うかを調べたことがあります。この結果、直接会話をした時には前頭前野が活発に働いている一方、携帯電話を通した間接的な会話では、前頭前野がほとんど働いていないことがわかりました（↓巻頭口絵）。脳の働きは、直接コミュニケーションをとる時と、携帯電話で話をする時で明らかに異なっているのです。

最近、スマホや携帯電話の使いすぎ、インターネットのやりすぎ、SNSやオンラインゲームに熱中しすぎといったことが、大きな社会問題になっています。「スマホ中毒」という言葉も生まれ、この問題はどんどん深刻化しています。「スマホ中毒」とは、スマホをもっている人が、常にスマホをさわり、ほんの少しの時間でもスマホから離れると不安になったり、メールが来ていないかひっきりなしに確認したりと、スマホに依存してしまう状態のことを言います（携帯電話の場合は「ケイタイ中毒」）。

スマホ中毒によって、脳の前頭前野がまひするなどの弊害が生じることが明確になれば、もっと多くの人が、スマホなどのやりすぎに注意するはずです。

35ページで「認知症ゼロ社会の実現をめざす」は、「私が主導してつくった目標なのですが、何度活字にしても冷や汗が出ます」と記したことと同じように、今回も冷や汗を流しながら書きました。なぜなら、スマート・エイジングにとっても、日本社会にとっても、「スマホ」に代表される機器による悪影響について、警鐘を大きく鳴らしたいからです。

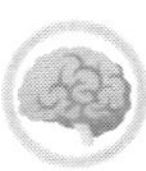

私自身がポケモンGO

前述したように、「スマホ社会」は、子どもたちにとって受難の社会です。学童期以降、自分がスマホ漬けになることで学力が低下するだけではありません。一度、街中の親子連れを是非ともじっくりと観察してください。手をつないでいる子どもが親の顔を見上げているのに、親はスマホに夢中で子どもと目を合わせません。レストランで食事中の家族連れをこっそり観察してみてください。子どもが話しかけても、親はスマホに夢中、食事も半端なまま。ひどい時には、子どもにもスマホが与えられていて、家族一緒にいるのに、揃ってスマホに夢中で会話はゼロ。

授乳中のお母さんを見る機会があったら、そっと観察してみてください。赤ちゃんがおっぱいを飲み終えてお母さんの顔を見上げているのに、お母さんは気づかずスマホに夢中。こうした行動をしている本人たちには、何の悪気もありません。いけないことをしているという自覚もありません。全部、スマホがつくりだしました。ごこういうふうに指摘すれば、思いあたる人は相当数いらっしゃると思います。ご自身でなくても、他人については、その通りだとおっしゃる方が、無数！　私の冷や汗もだいぶおさまってきた気がします。

先ほど紹介した「スマホ中毒」という言葉があるように、スマホには依存性があり中毒になるとよくいわれています。前述の子育て家庭のようすをみると、それは真実に思えてきます。

そこで私は、さっそく「人体実験」をしてみました。被験者は、私自身。海外出張をした時に、地図を確認するためと家人に偽ってＳＩＭ（シム）フリーのスマホを一台購入。大ブームになったポケモンＧＯをインストールして遊んでみました。地元の仙台では、私は「面が割れている」ので、出張の時に使用しました。川島がどこそこでポケモンＧＯをしていた、なんてつぶやかれるのは恥ずかしすぎます。

遊んでみると、なかなかに面白く、気づけば、どっぷりとはまっていました。空き時間に遊ぶ予定が、ポケモンＧＯをする時間としてわざわざつくるようになってしまっていました。ポケモンＧＯに夢中になって、早咲きの桜が咲いていたことにまったく気づかなかったことを家人に指摘され、ぎょっとして自分を取り戻すことができました。

マルチ・タスクではなく、シングル・タスクだったのに、東北大教授をも、やすやすと篭絡するこの中毒性。ミイラとりが簡単にミイラになってしまいました。この中毒性は麻薬以上かもしれません。

つい先日、家人のガラケーが寿命となり、もうdocomo（ドコモ）では売っていないとのことだったので、見た目はガラケー、中身はスマホという通称ガラホを購入しました。家人も当初から以前の携帯電話と同じ使い方しかしていなかったのですが、子どもたちにそそのかされてＬＩＮＥを始めることになりました。私も背中をぐいっと押しました。インターネットはあまり好きではない家人が、ＬＩＮＥを前にどのような行動を示すか興味があったのです。

すると驚いたことに、ＬＩＮＥを始めて二日目にして早くも依存症状が出はじめました。以前は、用事があってメールを送っても、気がつかないこともしばしばあったくらいだったのに、送ったメッセージが既読になったかどうかを気にして端末をしょっちゅう開いたり、返事が来ないとぶつくさ言ったりしはじめたのです。幸い老眼でモニターの字が小さすぎるのが、ちょうどよいブレーキになって、中毒には至らなそうで一安心ですが、画面の大きなスマホにしていたらまずかったかもと思っています。

ＬＩＮＥを使いだした家人を横目で見て、なんか面白そうだから、自分も使ってみようかなとふと思ってしまうことが時々あります。

スマホにはデータ通信用のＳＩＭしか入れていないのでなんとか水際で誘惑を防いでいる状態です。でも、孫娘が大きくなって、ＬＩＮＥでやりとりをしようと言ってきたら、さんざん偉そうなことを言っていた爺さんもひとたまりもないことでしょう。

スマホ社会になって、民度が極端に下がっていることを感じます。スマホによるマルチ・タスキングの影響か、じっくりとものを考えて判断する人が極端に減っているのではないかとさえ感じます。

実際、非常に単純なメディアの扇動で簡単に多くの人が自らの思考を止め同じ行動をとるようになりました。このような大衆をつくりだすことによって、いったい誰が得をするのか、科学者としてとても興味があります。

「麻薬」を大衆に売ってもうけている通信事業体とＩＴ企業でしょうか？　確かに、生活保護を受けるような状況になってもスマホは手放せないなんて事例を聞くと、麻薬ビジネスをイメージしてしまいます。しかし、麻薬患者が増えつづけ、社会全体の生産性が下がれば、営利が難しくなり、企業にとっては天に唾する行為になることは小学生でも理解できそうです。

ものを考えない大衆は支配が容易ですから、為政者にメリットがあるのか？　為政者が、大衆の人気取りにあたふたしている現況を見ると、これもちょっと違う気がします。

すでに人類の知能を超えた人工知能が存在し、人類を支配するためにやっている？　ＳＦの読みすぎでしょうか。

でも、ありえない話じゃないかも。それか、もしかしたら、人類の新たな急激な進化の始まりなのかもしれません。でもそれは終わりの始まりのような気がします。

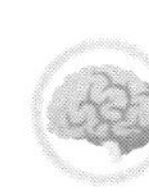

脱スマホは可能か？

仙台市のデータを目の当たりにして、旧人類の私としては、「なんとかせにゃいかん」と思い行動を始めました。

子どもたちにスマホと学力の関係のデータをそのまま見せ、そこから何が読み取れるのかを考えさせる授業を提案したのです。大人がいくら、スマホの使いすぎはいけないと言ったところで、大人たちがスマホ中毒になっているのは、誰の目にも明らかですから、説得力はゼロです。ですから、データを読み取ることで、普遍的な事実を自分たちで発見してもらおうと画策しました。

私が教育行政顧問をしている兵庫県の小野市（おのし）では、中学生にこうした授業をしてくれています。

授業では、スマホの害について一方的に考えるのではなく、なぜ、スマホが必要か、使うことの意義は何かと、功罪両面を考えさせるようにお願いしてあります。

授業を受けた子どもたちは、マイルールをつくり、上手にスマホと付き合いだしてくれているように見えます。もっともここまで辛辣にスマホ批判をしている私自身が、スマホ依存に簡単になりかけるのですから、敵はかなり手ごわいです。しかし、「中毒」に打ち勝つために、真っ向から「教育」で勝負が唯一の戦法と信じます。

授業の素となるデータはすべて仙台市のデータなのですが、地元仙台市では、すべての中学生にこうした授業をしているようすはまったくありません。ほかの自治体のほうが熱心なくらいです。教育委員会は強い問題意識をもっていて、カリキュラムも組んだにもかかわらず、現場が動きません。どうした仙台市!! まさか、私なんかよりよっぽど大人で、そんなことをしても無駄とすでに喝破しているのでしょうか?

先日、その仙台市教育委員会主催で、スマホに関するフォーラムがおこなわれました。私が、スマホと学力の関係のデータを解説したあとに、中学生とのパネルディスカッション、次いで保護者とのパネルディスカッションをしました。

中学生とのパネルディスカッションでは、私が提唱した授業のように、何のためにスマホを使うのか、それはスマホでないとできないことか、自分たちにとって大切なことか、から議論を始めました。そしてスマホがもたらすメリットとデメリットを考えて、どうスマホと付き合うべきかを考えさせました。私にうまく誘導されたのかもしれませんが、中学生たちが出した結論は、中学生活にはスマホは不必要ということでした。デメリットのほうが大きすぎるとの判断です。

ところが、続いておこなった保護者代表とのパネルディスカッションの結論は、「それでもスマホは必要」でした。スマホのない生活は考えられないとのこと。

二〇〇九年以前はみんなスマホをもっていなかったのに、です。アンチ・スマホ社会の一番の抵抗勢力は、親だったか！　と感じました。

今の大人に期待するのは諦めて、スマホの功罪を冷静に考える力をもった子どもたちがつくる未来に賭けるしかないかもと考えるようになりつつあります。しかし、そうした親御さんたちの華麗なる加齢は、とても心配です。

第六章

今あらためて脳トレを考える！

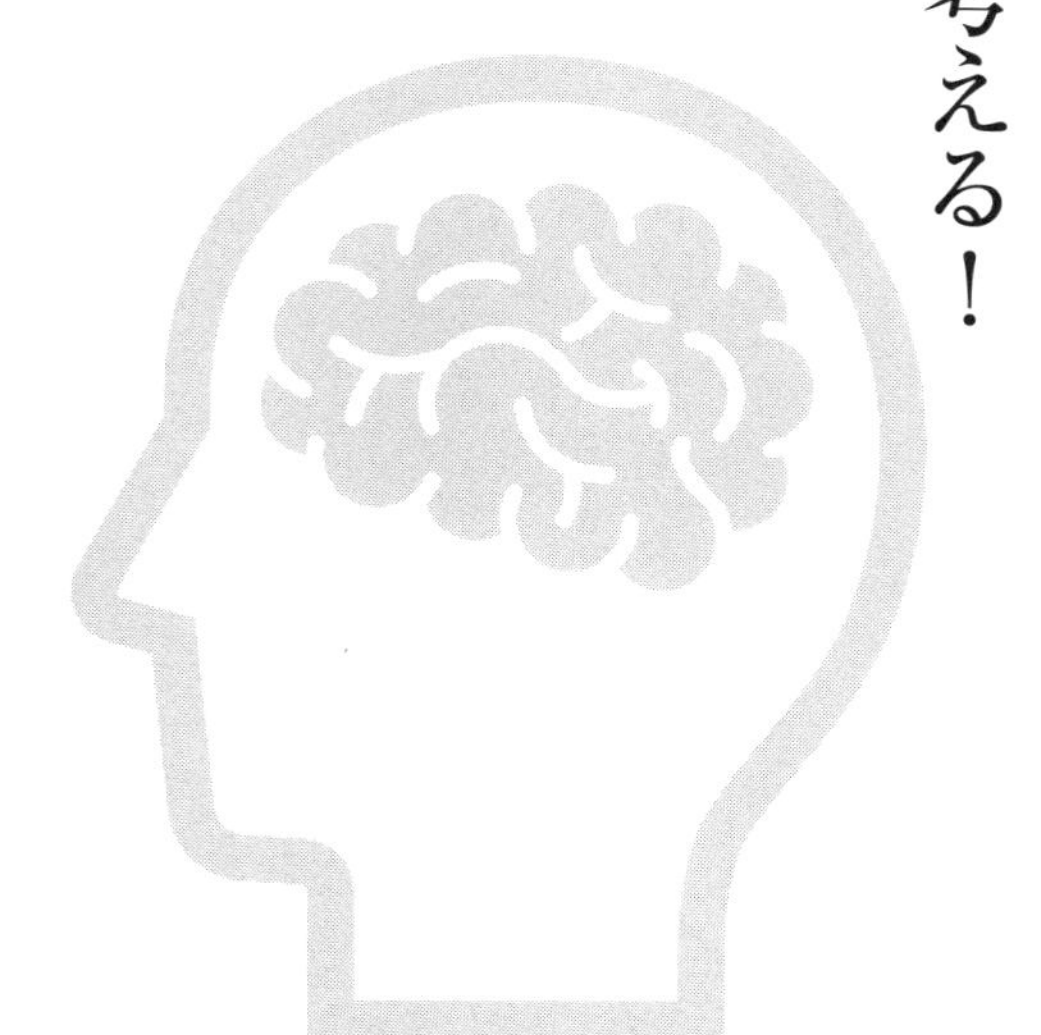

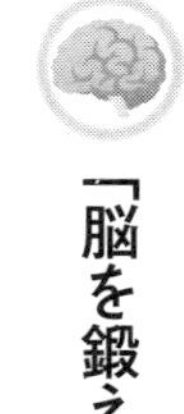

「脳を鍛える」とは？

歳とともに体の働きが低下するのと同じように、脳の機能も低下します。しかし脳を「鍛える（トレーニングする）」ことにより、脳の機能の低下を防ぎ、活発に働くようにすることができます。これは、体の筋肉などがトレーニングによって鍛えられるのと同じで当然のことです。

しかも、体を鍛えることも、実は脳が関係しているのです。どんな運動でも、初めから難しいことをできる人はいません。新しいことをおこなうには、脳がその運動を理解しなければなりません。運動も脳が命令するのです。脳がその運動を上手におこなうように、体に情報を伝えていくことで、運動が上達します。脳が理解し、何度も繰り返すうちに、情報を伝える細い道が高速道路のように太くしっかりしたものになっていき、情報が間違いなく速く伝わるようになっていきます。それが運動が上達するということなのです。こうしたことについては、この本をここまで読んでくださったみなさんには、よくご理解いただいていることでしょう。

実は「脳を鍛える」ということも、「何度も繰り返すうちに、細い道が高速道路のように太くしっかりしていき、情報が間違いなく速く伝わるように」することなのです。これが脳のトレーニングです。

現代の脳研究では、脳を鍛えるには、前頭前野をどんどん使うことがとても重要だとわかってきました。前頭前野を使うには、簡単な音読や計算が効果的だということが、これまでの私の研究からわかっています。さまざまな実験で実証してきました。

巻頭口絵・三ページ目の画像は、音読や計算をおこなっている時、ｆＭＲＩで測定した脳のようすです。赤い色の部分は、脳に血液が多く流れている、つまり脳が活発に働いていることを示しています。

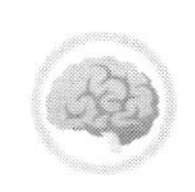

脳トレの学術的背景

脳の機能が年齢相応かどうかを判断するには、通常は認知機能テストを用います。

「認知機能」とは理解・判断・論理などの知的機能のことです。

いくつか例を示しましょう。下に示した「符号検査」とよばれるものは、作業の速さを測定するもので、認知機能のなかの認知速度を評価します。上の段に、数字と記号が書いてある表があります。それぞれの数字には、その下の記号が対応しています。例えば、1は横棒「－」、6は丸「○」が対応します。この表を見ながら、数字だけが書いてある表の数字の下に、当てはまる記号を書き込みます。かならず左はしから順番に回答し、問題を飛ばしてはいけません。一分間に何問正解したかを計測します。

記憶力の検査では、「逆スパン課題」とよば

●符号検査

ルール：それぞれの数字には下の記号が対応しています

1	2	3	4	5	6	7	8	9
－	⊥	⊃	∟	∪	○	∧	×	＝

問題：次の数字の下にルールにしたがって記号を書き込みなさい

2	1	3	7	2	4	8	2	1	3

2	1	4	2	3	5	2	3	1	4

れるものをよく使います。

「今から、私が数字をいくつか読み上げます。三つとは限りません。よく聴いて、数字と順番を覚えてください。数字を読み終わったあとに、始めてください、と言いますから、私が読み上げたのと逆の順番に数字を書き出してください」と課題のやり方を説明します。

その後、「一問目です。8、5、6、7、始めてください」

「二問目です。8、5、1、1、0、6、始めてください」

「三問目です。1、9、2、7、8、2、4、2、始めてください」

「四問目です。7、3、9、6、9、2、9、8、3、3、始めてください。」

「五問目です。9、8、6、5、3、6、0、7、6、7、3、4、始めてください」と桁数を増やし、何桁まで正確に逆に思い起こすことができるかを計測します。

言語操作と言語概念を調べる検査では、二つの言葉の共通点を考えさせます。例えば「ブドウとすいかと二つの言葉が書いてあります。この二つはどんなところが似ていますか？　同じところは何ですか？　答えを一つ、隣の四角に書いてください」と教示します。「食べ物」、「くだもの」、「皮がある」、「食べられる」などが正解となります。

そして、下のような言葉のリストを提示し、一分間でどれだけ正答を書けるかを計測します。

脳の機能の加齢変化は、残念ながら、私の専門とする脳機能イメージング（脳内の各部の生理学的な機能を測定し、それを画像化すること）だけでは判断はできません。そのため、必ず認知機能テス

1	風船	−	気球
2	うさぎ	−	トラ
3	へび	−	ひも
4	みかん	−	いちご
5	海(うみ)	−	川(かわ)
6	ドーナッツ	−	浮(う)き輪(わ)
7	うし	−	ハムスター
8	お茶(ちゃ)	−	コーヒー
9	オレンジ	−	さくらんぼ
10	カブトムシ	−	バッタ

トと対で検査をおこないます。ただし、データの解釈には認知機能検査の結果が優先されます。

もちろん脳の機能は、すなわち「心」の働きでもありますから、認知機能がすべてではありません。例えば、感情・情動など、さまざまな働きとも関わってくるのは当然です。ですから、私が任天堂とともに提唱した「脳年齢」という言葉に違和感を唱えた研究者・有識者がいるのはよくわかります。より正確には「認知機能年齢」とすべきなのは言わずもがな。

ただ、消費者がどう受け取るのかというマーケティングの視点からは、任天堂が消費者に受け入れてもらえる商品をつくろうとすることはしかたないことであって、「認知機能年齢」ではなく、「脳年齢」という言葉を使用したのです。

実は、科学的に正確であろうとする姿勢と、商品を販売する姿勢とは、時に競合、相反する場合もあるのです。大学の「良心」と、企業の「思惑」の乖離とでもいうのでしょうか。これが全国の大学などで盛んにおこなわれている「産学連携」のデリケートなところです。

認知機能テストは、心理学の世界では古くから使われています。これには、検査用紙に自分で記入してもらうタイプと、面接によって検査をするタイプがあります。これまでには膨大なデータもあります。また、医学の世界でも、診断目的のものがたくさん開発されています。しかし、それらは病的な状態の度合いを測定するためのもので、健康な人の心理状態を知るには原則として使えません。テストが易しすぎて、みんなが満点になってしまうのです。

さらに、さまざまな年齢層の方に認知機能テストをおこなってもらい、認知機能の加齢変化をまとめたレビュー論文（学術論文として出版された先行論文をまとめて学術的な知見に関する理解を深める論文）もいくつも出されています。

どのレビュー論文を見ても、知恵や知識に関わる認知機能は加齢に伴い向上するけれど、理解や判断、記憶などに関わる認知機能は、加齢に伴い概ね二十歳をピークにほぼ直線的に低下することを示しています。

後者の能力は、大脳の前頭葉にある前頭前野がつかさどっています。前頭前野という脳は、人間のみが特別に発達している脳で、人間らしさの源と考えられています。前頭前野のなかにも、異なる機能をもつ領域があることがわかっており、加齢に伴う能力低下が顕著なのは、背外側部（はいがいそくぶ）とよばれる一部の領域がつかさどる機能になります。

こういった、脳のどの部分がどう使われるかについての研究が、私の専門分野です。内容が難しくなってしまいますが、私は、そうした研究を土台にして、ヒトの背外側前頭前野の機能を向上させる方法を編み出すことができないかと考えました。

もっとも加齢医学研究所の教員として、脳機能の老化制御をめざして発案したのだろうと思われるかもしれませんが、実は違います。もともとは、家庭や学校において、子どもたちの背外側前頭前野の機能をより向上させて、将来の可能性を広げようとの想いから始めた研究でした。

背外側前頭前野の機能を向上させるには、そこがつかさどる認知機能を直接訓練すればよいのではないかとも考えました。しかし、背外側前頭前野には多くの機能があることがわかっていて、それを検査する認知機能テストもたくさんあります。

つまりテスト問題を改変して作成する訓練法もたくさんになります。そのため、一つひとつの認知機能を訓練していたのでは、どう考えても非常に効率が悪い。また、せっかくある認知機能を訓練し、その能力が向上したとしても、それは単なる学習効果であって、ほかには何も生じていない可能性（リスク）もあります。そこで効率を上げ、リスクを減らすために、背外側前頭前野のさまざまな機能の根幹となる認知機能に注目をしました。それが「認知速度」と「作動記憶」です。この二つも加齢に伴い機能低下します。

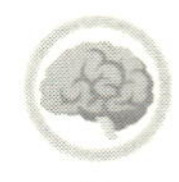

初代脳トレシリーズは、認知速度訓練だった

「認知速度」とは、情報処理の速さを意味します。コンピュータでは、プロセッサー（命令を解読・実行する装置）が働くスピードに相当します。良い（高い）コンピュータは、速い情報処理速度をもっています。ヒトにとってもそれは同じと考えても無理がないでしょう。情報処理が素早ければ素早いほど、その後の行動に余裕が生ま

れ、正確に作業ができます。

私は、こうした脳研究を背景に、また心理実験を基にして、認知速度を簡便に計測する方法を編み出しました。

数字を一から百二十まで順番に声を出して数えてください。三十秒以内に数えきれれば、二十代の認知速度に相当します。四十代では約四十秒、六十代では約五十秒が目標値です。一分以上かかった場合は、即、認知速度訓練を始めてください。

私が産学連携で、最初に世に送り出したのが、認知速度訓練法です。二〇〇三年にくもん出版より出した『脳を鍛える大人の計算ドリル』『脳を鍛える大人の音読ドリル』が私のデビュー作です。また、このドリルシリーズの大ヒットを受け、忘れもしない二〇〇四年十二月、任天堂ＤＳの発売日という大切な日に、任天堂の故岩田聡（いわたさとる）社長が私の研究室にお立ち寄りくださり、意気投合した結果、世に送り出したのが、任天堂ＤＳの脳トレシリーズになります。

いずれも、計算問題を解くこと、文章を声に出して読むことを、できるだけ速くおこなうことが訓練のポイントになっています。また、脳機能イメージング手法を駆使して、実際に、計算や音読の作業をしている時の背外側前頭前野の活動を計測し、理論通りに背外側前頭前野が強く活性化することを明らかにして、付加情報として開示しました。当時は、前頭前野の訓練をしようとしているのだから、くらいの軽い気持ちでやったことですが、その後の研究展開に偶然つながっていきました。と、今でこそ自信をもって語ることができますが、正直に告白すると、最近まで脳トレ研究の背景の説明は右往左往していたのも事実です。

当時からしばらくのあいだは、計算問題を解いたり、音読をしたりする時に、前頭前野がきちんと働くのは作動記憶訓練としての効果だと考えていたのです。論文にも著書にも、そう記載していました。すなわち、計算や音読を使った脳トレは作動記憶訓練を基調としたものであると説明していたので、今思うに、当時あった脳トレ批判のうち、「簡単な計算問題を解いたり、文章を声に出して読んだりしても、脳を鍛える効果などあるはずがない」という批判については、甘受しなくてはいけないかなと思っています。

それでも、私は、脳トレを世に問う前に、心理実験を通して、計算や音読による脳トレによって、空間認知能力や短期記憶力が向上することを証明していました。「前頭前野が活性化したとしても、そのことと脳が鍛えられることは別である」との批評は、当時の科学知識からすれば、いたしかたないことだったと思うものの、そのような発言をした方には、そのことを恥ずかしく思っていただきたい。その理由はあとで述べます。

私は現在、初代脳トレシリーズは認知速度訓練であると言っています。ドリルにしてもゲームにしても、問題を速く解くように仕掛けをつくってありました。

今では講演会など、「計算問題を解いても、音読をしても、何も良いことはありません。それらの作業を速くすることによってのみ、脳を鍛える効果が出てくるのです」と説明しています。

脳トレの効果検証も相当に進み、ドリル形式でもゲーム形式でも、若年層から高齢者まで、訓練後に認知速度が向上するといった直接の訓練効果のほかに、実行機能や作動記憶が向上することがすでに証明されました。実行機能とは、思考や行動を制御する認知機能を指します。また、一定期間の訓練後に、成人の大脳左半球の背外側前頭前野、頭頂連合野、側頭極の皮質体積が増えることをＭＲＩ計測によって明らかにしました。これは、注意や記憶のネットワークと関連する脳の領域です。私は、これを訓練によって引き起こされた脳の可塑的変化の直接的な証拠と考えています。

ＭＲＩ上でなぜ、脳皮質の体積が増えるのかを明らかにするため、私たちは、成体のラットに運動や迷路学習などをさせ、同じようにＭＲＩを使った脳計測実験をおこなってきました。するとラットでも、ヒトと同じようにＭＲＩ上で、訓練と関連する脳の領域の体積が増えること、体積が増えた部分を顕微鏡で調べると、神経線維の枝分かれの数が増えていることなどが明らかになりました。これは、より情報伝達をしやすい脳につくりかわっていったことを示すものです。

最近では、前向きの気分で認知速度訓練をおこなっている人は、より認知速度や作動記憶が向上しやすいこと、もともと認知速度が速めの人は、個人の体験や出来事の記憶であるエピソード記憶や作動記憶が向上しやすいこと、エピソード記憶の良い人は実行機能が向上しやすいこと、効果に個人差があること等々も、明らかになってきています。

ご自宅で認知速度訓練をおこなうには、活字の音読が適していると思います。私たちがおこなった心理実験では八百文字程度の文章の音読を毎日四週間続けていくと、短期記憶力が三六％増加するという結果も得られています。新聞ですと社説くらいの分量が適当です。社説が硬くて面白くないという方は、一面下部にあるコラム欄を三回繰り返してください。注意点は、認知速度訓練のための音読ですから、意味をとりながらゆっくり読んではまったく意味がありません。舌を噛む一歩手前くらいの速度で、全速力で読むことが肝心です。漢字を読み違えてもまったく支障はありません。

ここまで私は、認知速度訓練と何度も記してきましたが、実は、これがそのままスマート・エイジングの訓練になるのです。八百文字程度の文章の音読を毎日四週間続けていただくことが、スマート・エイジングの秘訣だということなのです。

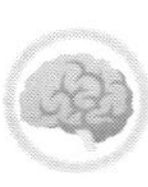

私個人としては・最終

任天堂ＤＳ脳トレの大ヒットもあり、東北大学には多額のライセンス等収入がありました。大学の公式記録では、二〇〇六年度から十年間に、私が稼いだ収入は約三十九億円、東北大学全体のライセンス等収入の約八四％になります。本学のルール上は、この収入の内、私は最大約十二億円を、個人として受け取る権利がありました。

しかし、大学の教員として、大学から給料をもらい、大学の研究施設を使っておこなった研究成果が生み出した収入ですから、すべては大学に還流されて当然に思えます。とはいえ、発明者に相応のインセンティブがあることで、研究意欲がわいてくるのも事実ですので、民間企業にならい、東北大学でもこうした制度を取り入れたと聞いています。悪いことではないと思います。

この大チャンスに際して、私がどうしたかは、種々、報道されている通りです。個人の収入とする選択をせず、実際には個人収入の額をゼロ円と大学の内部書類に記載し、全額を研究費として使うことを決めました。おかげで今でも、私たちは外部資金獲得にあくせくせず研究室の運営は十分できています。

私が高額の収入の受け取りを辞退した事実を、家族は新聞報道を通して知りました。当然といえば当然ですが、一言も家族への相談もなく、なぜそんな大事なことを決めたのかと、ひと悶着ありました。家庭内を冷たい風が吹いたようにも一瞬感じましたが、この人のやることだからしかたないとの諦めムードに変わりました。

日頃の善行、人徳のなせる業でしょうか。

メディアの取材には、「ええ恰好しいの遺伝子」が発動し、「本学の教授の給与で十二分に暮らしていけるので、大好きな研究にすべてつぎ込むことにしました」と明るく言い放っていました。しかし、本当のところはちょっと違います。もし最初に提示された受け取り可能な額が数百万円だったら、間違いなく、女房に黙って車でも買い替えるかと確実に懐に入れていたでしょう。そうなれば、そのあとにより大きな金額が提示された時、まあいいかとなし崩し的に全額を受け取っていたかもしれません。そして多額の収入を研究費に投入したという美談ではなく、産学連携に成功して億万長者になったという成功談になっていたはずです。

当時、もし誰かに相談していたら、みんなが揃って「アホか。受け取れ」と言われることはわかっていました。しかし、家族にも相談せず、受け取らない選択をしてしまった理由は、おもに二つありました。

一つは、億に近い金額がいきなり提示されたので、貧乏育ちの悲しさで、はっきり言って私の心が縮みあがってしまったことです。「お前の懐に入りきれる額ではない」と、私の本能がはっきりと告げていました。ですから、家族は私を揶揄するのでなく、貧乏研究者だった私の父に文句を言ってもらいたい。

二つ目は、私の青臭い部分がまだ残っていて、前述の通り、大学人としておこなった仕事の結果得られた収入なので、すべて大学に帰属するべきであるとの倫理観に行動が支配されていたことです。これも間違いなく両親に植え付けられたものでしょう。よって、家族には、これも私の両親に文句を言ってもらいたい。私はむしろ被害者であって、なんら悪いところはないのです。

税金を払っても手元に六億円残るのだから、正直もったいなかったかもという気持ちは今でも二〇％くらいはあります。でも、残りの八〇％は、今回も運よく正解を選べたという気持ちです。私の研究室の前、木立の先には二棟のプレハブが立ち、ヒトや動物の脳機能イメージング装置群が稼働しています。一つの研究室でありとあらゆる装置をもっているのは、世界でも私の研究室だけでしょう。おまけに私が退職するまでの運転資金や研究員に支払う給与も確保済みです。家族には少しばかり申し訳ないけれども、研究者として至福の人生を歩ませてもらっています。

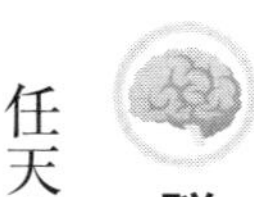

脳トレ哀史

任天堂の「脳を鍛える大人のＤＳトレーニング」シリーズが、世界中で販売数を伸ばしたことが引き金になり、インターネットを利用した脳トレアプリが、おもにアメリカで爆発的に流行していきました。出る杭は打たれるの言葉の通り、二〇〇六年、脳トレブームに対して、若干批判的な記事が『ワシントンポスト』や『ニューヨークタイムス』に掲載されました。そして、二〇〇七年、二〇〇八年、二〇〇九年と、イギリスの『Nature（ネイチャー）』誌に批判記事が載りました。いずれも、脳トレの効果が科学的に検証されたとは言えないことを指摘しています。

それらの批判記事が、嵐の前触れであったことがわかったのは、二〇一〇年でした。イギリスのエードリアン・オーウェン博士らのチームがBBC（ビービーシー）と組んでおこなった大規模な調査で、健康な成人を対象としたインターネットでの脳トレは、まったく効果がないことを『Nature』誌に発表したのです。これに日本のメディアも飛びつき、いくつものメディアが私のところに取材にやってきました。みなさん、論文をきちんと読んでいません。『Nature』誌の調査結果は「脳を鍛えるDSトレーニング」の効果検証をした論文でもなんでもないのに、見出しの「脳トレは効果なし」のみに引きずられての取材でした。

当時、私は明らかに出る杭であったのです。私と任天堂の泣き顔を世間にさらけだしたかったのでしょうか。多くの記者から辛辣な質問を受けました。しかし、なかには、真面目な記者もおりました。

その記者は私の説明を理解し、その後正確な記事を書いていました。なかには、こちらが誠意をもって正確に説明したのにもかかわらず、残念ながら結論ありきの偏向記事を書く記者がいたことも事実でした。正しい情報を世間に伝えるという本来の使命を忘れ、売ることのみを優先した記事を書く記者と、それを掲載するメディアが跋扈（ばっこ）する世の中を悲しく思います。

実は、オーウェン博士らのつくったアプリは、論理的には認知機能訓練として成立していたと、私も評価しています。ただし、私がつくったアプリとの大きな違いが一点あります。彼らは、そのアプリを使用して訓練をおこなっている時、訓練課題の認知機能をつかさどっている背外側前頭前野が活性化することを確認していません。これに対し、私と任天堂との産学連携では背外側前頭前野が活性化するようにアプリをチューニングすることに研究期間の大半を費やしていました。

当時、私たちには強い根拠はありませんでしたが、背外側前頭前野が働かないと脳を鍛える効果がないと考えていました。しかしそれは、今では確信に変わっています。

ちなみに、その後、オーウェン博士らはまったく同じ手法で、健康な高齢者を対象とした実験をおこないました。脳トレ効果が明確にあることを証明し、二〇一五年に発表したのです。しかし、この論文は、どういうわけか『Nature』誌には掲載されず、メディアもまったく取り上げることをしませんでした。なぜか……？

二〇一六年一月、研究者コミュニティや業界に激震が走りました。アメリカの最大手のインターネット脳トレアプリの販売会社Lumosity（ルモシティー）社が、アメリカ合衆国連邦取引委員会とのあいだで、二百万ドルの罰金支払いに同意したとのニュースが飛び込んできたのです。青天の霹靂でした。認知機能低下を防ぐ効果検証がなされていないアプリを販売したことによる罰金ということです。Lumosity社は、心理学者たちが開発した明らかに認知機能訓練となるアプリを作成し販売していましたが、その効果検証に関してはあいまいなままだったのです。

脳トレは、背外側前頭前野が活性化するようにチューニングする研究をおこなっていましたが、科学的な効果検証には至っていません。そのため、その事件から、脳トレの販売にも大きなリスクがあることがわかりました。

こうした「事件」もあって、同じ二〇一六年には、各国の研究者が集まり、脳トレ効果研究の新指針を発表しました。私たちの論文は二〇一二年発表当時から、すでに新指針を先取りした内容であったのが幸いしました。

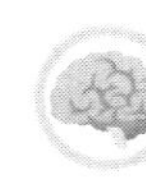

世間に受け入れられなかった作動記憶訓練

私が次いで世に送り出すことを画策したのは、作動記憶訓練です。作動記憶は、認知速度とともに多くの認知機能を支える核となる機能で、成人以降、加齢に伴い直線的に機能低下することで知られています。

作動記憶は、何らかの作業や行動をするために一時的に保持される記憶を意味します。この作業や行動のためというところが、いわゆる「短期記憶」の定義とは異なる点です。ちなみに、短期記憶のほうが広い概念で、作動記憶は、そのなかに含まれます。コンピュータでは、ランダムアクセスメモリーとよばれているものが作動記憶に相当します。これを考えるには、作業をおこなう時の机の大きさをイメージするといいかもしれません。大きな机（作動記憶の容量が大きい）をもっていれば、何をする時にも、たくさんの資料などを机に広げて作業することができます。したがって、効率的に作業を進めることができます。あるいは、二つ、三つの作業を同時並行で進めることも可能になります。一方、作業机が小さい（作動記憶の容量が小さい）と、資料も一つしか広げることができません。当然、複雑な作業には時間がかかってしまいます。良い（高い）コンピュータは、容量の大きなランダムアクセスメモリーをもっています。

作動記憶の容量を簡単に診断するには、「スパン課題」とよばれているテストがよいでしょう。

・まず誰か相棒を見つける。
・その相棒にできるだけばらばらの数字を四桁読み上げてもらう。
・読み終わったら、自分でその同じ数字を読み上げる。

・四桁ができたら、五桁。五桁ができたら六桁と数字を増やしていく。

七桁まで正確に読み上げるのが標準とされていますので、六桁以下の場合は危機感をもってください。

私は、いわゆる頭の良さというのは、速い認知速度と、大容量の作動記憶をもつことであると考えています。作動記憶訓練アプリの作成は、私たちから共同研究相手の任天堂に打診しました。

この研究の背景としては、二〇一〇年に作動記憶訓練によって、脳の可塑的な変化、とくに大脳の神経線維層である白質の構造に発達性の変化が生じることを明らかにしたことがありました。また、二〇一二年の研究成果を電子出版した論文（二〇一三年出版）では、訓練によって作動記憶力が向上するほかに、推察能力や実行機能が向上し、左右大脳半球の前頭前野の体積や安静時の脳血流量も増加することなどを明らかにしました。

そして満を持して、二〇一二年に任天堂から発売された「ものすごく脳を鍛える五分間の鬼トレーニング」（通称「鬼トレ」）をリリース。鬼とあえて名付けたのは、実際に作動記憶訓練をやってみると、相当に辛い思いをすることが明らかになったからです。鬼トレの開発中に、バグ取り（プログラムの間違いを修正すること）などで協力していただいた方々からも悲鳴が聞こえてきました。私自身も、生まれて初めて自分の脳がとことん疲労する感覚を感じました。大学受験の時にも医師国家試験受験の時にも、まったく感じたことのない疲労感です。数分で元に戻りましたが、自分の脳がこれ以上の情報処理を拒否していることを明らかに感じました。

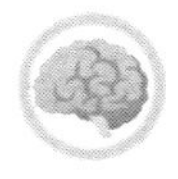

私個人としては・アンコール

そんな大変な思いをして、それに見合った良いことが自分自身に生じるのか。以下はあくまでも個人の感想になるのですが、私自身は次のような体験をしました。私は五十歳をすぎたあたりから、物事を考えたり議論をしたりする時に、うまく表現できませんが、何か薄皮一枚かぶったような、もどかしさを感じるようになりました。これが脳の老化かと、ずいぶんショックを受けていました。鬼トレを発売すると同時に、私自身はほぼ毎日鬼トレで作動記憶訓練をおこなっていましたが、一～二か月たったころ、あの嫌な薄皮をかぶった感覚がまったくなくなっていることに気づきました。集中力も若いころのように持続できるのを感じていました。

また、あくまでも風の噂ですが（科学的知見ではありません）、受験生が鬼トレをやると偏差値がぐんと上がるとか……。論理的に考えるとその通りで、さもありなんと感じています。

ただ任天堂の担当者には、子どもが賢くなるとか偏差値が上がるなどの宣伝は決してしてくれるなとお願いしつづけていました。そうした宣伝で売るのは賤劣に思えたからです。

どこから批判されるやも知れませんし。

医療従事者や医学研究者のあいだでは、自分の専門領域の病気で死ぬという俗説があります。脳トレを提唱した私が認知症になったら世間を喜ばせるだけだと思い、もう五年間、鬼トレを継続して使っています。代表的なトレーニングに「鬼計算」

とよばれるものがあります。これは心理学ではNバック課題とよばれている、作動記憶の代表的なテストをアレンジしたものです。N個前に何が出たかを、順を追って答えていく課題で、通常は一バック（一つ前の問題に答える）から訓練をスタートします。一か月ほど続けると、三～四バックくらいまで上達する人たちがでてきます。私は二十一バックくらいで伸びが完全に止まりましたが、今もそれを維持しています。悔しいかな、研究室で開発研究を担当した准教授は、九十九バックができます。

鬼トレは、私の期待をしっかりと裏切り、まったくと言ってよいほど世間からは評価されませんでした。二〇一七年七月に、やっと欧州と豪州で発売が開始されましたので、少し期待していますが、これまでの売れ行きは脳トレに比べて二桁少ないのが現状です。

鬼トレが世間に受け入れられなかった原因を考察すると、お金を出して苦労を買う人は今の社会では絶滅危惧種であること、五分間というトレーニング時間が長すぎたこと、ではないかと思っています。急速に普及したスマホの影響もあって、人々が一つのアプリに集中している時間が極端に短くなってきていると解析していま す。実際に、スマホ向けのアプリ開発も産学連携でおこないはじめましたが、マーケティングの結果、一回のセッションの時間が三十秒程度でないと、受け入れてもらえないとの結論に達しています。

スマホの普及に伴い人々の集中力が極端に短くなってきていることを肌で感じます。これは文化の危機以外の何物でもないように思えます。本や新聞が売れなくなってきているのも、ある程度の時間、じっくりと集中して情報を得ることが苦手になってきているからでしょう。自分の頭で考えることをせず、メディアの扇動に疑いをもたずにのってしまうのも、こうしたスマホ社会によってつくられた新人類の特徴でしょう。

作動記憶訓練を自宅で手軽におこなうのは、なかなか難しいかもしれません。ゆるやかな作動記憶訓練としては、常に作動記憶が必要となる読書をお勧めします。また直接の訓練としては、冒頭にテストとして紹介したスパン課題を毎日数分間おこなうとよいでしょう。スパン課題の応用編としては、逆スパン課題というものがあり、読み上げてもらった数字を、逆の順番で読み上げるのも良い訓練になります。

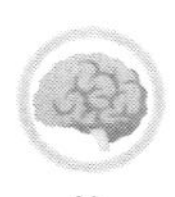

作動記憶訓練でオリンピックのゴールドラッシュ！

作動記憶の容量は、広範な認知機能と相関することが知られており、その代表的なものに、抑制機能、予測、判断などがあります。私は、これらの能力は認知的作業だけでなく、運動競技能力と関連すると考え、いくつかの研究をおこないました。研究成果は、いまだに論文化されていないので、ここでは詳細な説明はしませんが、二〇〇八年から始めた仙台大学との研究では、同大学のスケルトン競技選手たちに作動記憶訓練をおこなってもらいました。仙台大学はスケルトン競技ではオリンピック選手を輩出している名門大学です。その結果、作動記憶訓練の達成レベル、すなわち作動記憶容量がベストタイムと相関すること、初心者男子選手のベストタイムが、作動記憶訓練を始めた年度以降、有意に短縮したことなどが明らかになりました。

実は、鬼トレが市販化されることになったのは、仙台大学との共同研究が直接のきっかけでした。最初の作動記憶訓練アプリはパソコン上で動く手作りのものでした。パソコンを使って、選手たちに毎日の作動記憶訓練をおこなってもらっていました。やがて、選手たちが世界選手権等で世界を転戦するようになり、より携帯に便利な小型のゲーム機で作動記憶訓練をできるようにしようと考えました。そして任天堂を拝み倒して、パソコンアプリを、任天堂ＤＳというゲーム機で動作するように移植してもらいました。その使い勝手の良さと、選手たちの作動記憶訓練後の変化を見て、私もどうしても自分の作動記憶を訓練したくなり、任天堂さんにもう一台分つくってと駄々をこねた結果が、現在の鬼トレにつながりました。

私の皮算用では、二〇一〇年のバンクーバー冬季オリンピックボブスレー競技で、同大学の選手がメダルを獲得し、作動記憶訓練の効果を誇示できるはずでした。

予定通りオリンピック出場を果たしましたが、残念ながら装備に不備があり失格となってしまいました。当時、私は悔し紛れに、大変失礼な言い草でしたが、サポートスタッフの作動記憶訓練を忘れたのが敗因だったなどと言ってしまいました。

スポーツ界では当然ですが、競技能力向上のために運動トレーニングを中心におこなっています。また、一部競技では認知科学の知見を入れた実際の運動なしに競技能力を向上させることが可能なイメージトレーニング、逆境に強い心を育むメンタルトレーニングをおこなっています。しかし、本格的な認知機能や脳機能に対するアプローチはなされていません。私は、脳機能トレーニングを加えることで、一流選手を超一流にできると確信しています。二〇二〇年の東京オリンピックに向けて、JOC(ジェイオーシー)などに、いくつかのルートから情報提供をしていますが、残念ながらまだ実現には至っていません。

以前、某サッカーチームで鬼トレを取り入れてもらった時には、ほとんどの選手が、作動記憶訓練を継続することができませんでした。論理的には超一流になって一軍に定着できるようになることをしっかり説明し、モチベーションを高めたはずだったのですが。身体ばかり鍛えていて、脳の体力や持久力は足りなすぎと思っていましたが、前述のとおり、スマホ世代には無理なのかもしれません。

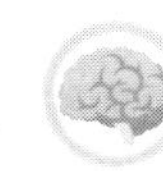

脳トレの次の一手

鬼トレの不振で柳の下にドジョウは二匹もいないことを痛感したはずなのですが、懲りない私は、二〇一七年八月、大学発ベンチャーNeU（ニュー）を創設し、研究成果活用企業の本格稼働を始めました。NeUでは「ニューロフィードバック」を応用した脳トレを提供したいと考えたのです。

「ニューロフィードバック」とは、自分の脳活動をリアルタイムでモニターし、脳活動を自分の意志でコントロールする方法を身につける訓練を指します。

これまでの研究で脳のある領域の活動をコントロールすることで、その領域が担う認知機能や運動機能の向上につながることが知られていますが、ニューロフィードバックは現在、研究が発展中のホットな領域で、認知機能向上、身体リハビリのほか、精神疾患の改善や、アートや創造性の向上への応用が期待されるというものです。

背外側前頭前野の活動をコントロールすることによって、認知速度や作動記憶など、さまざまな背外側前頭前野の機能を向上させようと考えているのです。従来の種々の「脳トレ」と組み合わせることによって、脳トレを単体でおこなう以上の認知機能向上効果が期待できると考えました。

科学の世界では、統計的に有意であることを「エビデンス」とよびます。しかし、統計的に有意であることは、つまり万人に同じ影響があることを意味してはいません。必ず異なった反応を示す人がいるのです。

私たちの脳トレの開発研究においては、統計的に有意な認知機能向上効果があります。これはざっくり言うと百人のうち七十~八十人程度には確実に効果があると言えますが、残りの人たちには効果は期待していないことを意味しています。ところが、これにニューロフィードバックを組み合わせることで、効果が出にくい人にも効果が出るようになることを期待しています。

NeU設立に至る経緯ですが、二〇〇九年科学技術振興機構の先端計測分析技術・機器開発事業に「超小型近赤外分光装置の開発」研究が採択されたことに端を発しています。この事業では、日常生活中の脳活動を簡単にモニターできるようにするため、日立製作所との産学連携で近赤外光を利用した脳血流計測装置の超小型化に取り組みました。

脳活動計測装置はさまざまありますが、私たちが研究の主力に使っているＭＲＩ装置は、大型の医療機器なので設置場所が限定され、運転にも高いコストがかかって気軽に使うことはできません。

計測時には、被験者はＭＲＩ装置のなかに横たわり、頭が動かないように固定する必要がありますので、きわめて特殊な実験環境下での脳活動しか観察できません。

古くから使われてきた脳波計は、近年はウェアラブルタイプの簡便な装置が市販されていますが、脳波自体の信号の意味がいまだに解明されていませんので、脳のどこが働いたのかがほとんど判別できません。また、電磁ノイズに弱く、正確な計測にはシールドルームが必要なこと、筋肉の動きがノイズになるため体動にきわめて弱いことなど、たくさんの問題があって、科学計測には不向きだとされています。市販機は、ノイズを取り除く特別なアルゴリズムを使っているとうたっていますが、その詳細はブラックボックスです。共同研究をしている脳波計測の専門家は、きわめて懐疑的な見方をしています。

近赤外分光装置（ＮＩＲＳ（ニルス））は、日本がほかの国に先行している脳機能計測技術で、近赤外光が骨や筋肉を通過する性質を応用したものです。近赤外光が血液中のヘモグロビンの量を計測するのを可能にし、脳血流量の推定がおこなわれています。弱点は、近赤外光の光路上の事象しか測定できず、脳深部の活動の計測ができないことです。

従来の装置は、コンピュータから光ファイバーが伸びているため、着座のまま脳計測ができたものの、光ファイバーの届く範囲でしか活動できないなどの制限がありました。そこで装置を小型化し、光ファイバーなしで、直接頭部に近赤外光の照射部とセンサーになる受光部をつけることで、普通に日常生活を送っている時の脳活動を計測可能としようと、私たちは考えたのです。

この機器開発はすでに成功し、約百グラムのウェアラブル装置を額にあてることで、前頭前野の血流量を簡便にモニターできるようになりました。

通常こうしたＮＩＲＳ計測では、頭皮の血流も一緒に測定されてしまいます。頭皮血流は、脳組織の血流よりも、測定値に与える影響が大きく無視できないノイズになります。例えば、何らかの作業に没頭すると、ヒトは頭を前屈する傾向があります。頭を前屈させるだけで頭皮血流が劇的に変化し、この頭皮血流の変化を、作業中の脳血流の変化と見誤った研究が山のようにあります。そこでこの装置では、頭皮部分の血流を別個に測定し、脳内の変化と分離する仕組みを搭載しています。

この超小型ＮＩＲＳ装置の使途はさまざまに想定できますが、開発当初は、脳トレ中の前頭前野活動をモニターすることにより、脳トレ効果推測が可能になると考えていました。より前頭前野を使っているほうが、より訓練効果があるだろうと漠然と考えていたのです。

私は昔から、新しい実験を始める時には、まず自分を被検者にして試すことにしていました。今回も出来上がった試作機を自分で真っ先に装着して「遊び」ました。そうすると、自分が比較的自在に脳活動を上げたり下げたりすることが可能なことに気づきました。もちろん、前頭前野の機能について知識があったので、どのような思考をすれば前頭前野の活動が上がるか下がるかは理解していました。実験の際、思い出したのが、バイオフィードバックという、心拍数や体温などを自分の意志で変化させる訓練をおこなうと、自律神経の調子を整えることができることを学生の時に習ったことでした。

そこで、誰でも脳血流を自分で増やしたり減らしたりするコツを掴むことができるか、そうすることで自律神経機能調整効果が得られるのかなどを証明する実験をおこなうことにしました。

日頃何らかのストレスを抱えていることを自覚している三十代から五十代の男性に、開発した超小型ＮＩＲＳとパソコンを使って、脳活動の上下運動の訓練を毎日五分間、四週間にわたり続けてもらいました。その結果、四週間後には、職場ストレスの尺度、うつ傾向の尺度の有意な改善が認められ、唾液中のストレスホルモンであるコルチゾールの値も低下していました。また大脳白質の形態にも変化が認められました。自分の脳活動をリアルタイムでモニターして制御することにより、ストレス軽減が可能なことが証明できました。

現代社会は、ストレスとどう向き合うのかが重要課題の一つです。うつ病やうつ状態になって仕事を継続することが難しくなる人が増えています。新事業会社では、ニューロフィードバックを応用したストレスコーピングを社会に提供したいと考えています。

さてさて、今ここに書いたことは、だいぶ専門的なことで、よくわからないという方もいらっしゃると思います。

それでも、最後にこのようなことを書いたのは、脳研究は、人類史においてはごくごく最近のことで、ここ二十～三十年のあいだに急速に進歩していること、またそれは、ＭＲＩなどの機器の飛躍的な進歩によること、そして、今私たちがやっている研究も、そうした機器を駆使してどんどん進歩していること等々を、みなさんに知っていただきたかったからです。

さらに、これからスマート・エイジングの訓練を始めたいという気になってほしいからなのです。

結びにかえて〜教育問題にも口を出すカレーケン

加齢研って、高齢者の研究をしているのですよねと、加齢研を訪問くださった方によく言われます。違います！「エイジング（加齢）」とは、ヒトでいえば、生命の誕生、すなわち受精の瞬間から死を迎えるまでのすべての時の流れを指しています。決して、「老化」と同義ではありません。もちろん老化現象も加齢ですが、子どもの成長発達も加齢なのです。子どもの発達研究も、加齢研の守備範囲になります。

私は二〇〇四年から五年間に及ぶ、科学技術振興機構「脳科学と教育」の補助を受け、発達障害のある児童と健常発達児童のコホート調査研究をおこなってきました。そのなかで、自閉症などの発達障害をもつ児童の追跡調査からは、絵本を読む頻度、休日に親子で過ごす時間、親子でスポーツをする頻度が、前頭前野機能の発達と相関していることが明らかになりました。また健常発達児では、睡眠時間、朝食の質、平時の親子で過ごす時間、親子で調理をする時間、友だちと遊ぶ頻度が、前頭前野機能の発達と相関していました。基本的生活習慣や親子関係が、子どもたちの健全な成長に大きな影響を与えていることが見えてきました。

そこで二〇〇八年には、認知機能発達寄附研究部門（→P176）を加齢研に立ち上げ、子どもの発達研究を継続的におこなう環境を整備しました。同寄附部門は公文教育研究会の寄附により、現在十年目の研究活動をおこなっています。また、二〇一〇年には、仙台市教育委員会と組織的連携協力に関する協定を締結しました。子どもたちの学ぶ意欲を向上させる学習・生活習慣を見つけ出すことが目的です。仙台市立の小・中・高校に通う全児童・生徒を対象におこなっている標準学力調査と生活習慣調査の結果の解析や、生活習慣調査のアンケート項目の策定などをおこなってきたのです。

これは、私たち加齢研が子どもの教育問題に口を出すことにほかなりません。そうしないと、すでにスマホ中毒にかかっている「親御さんたちの華麗なる加齢はとても心配」なので、今後もどんどん口を出していきたいと思っています。そうすることこそ、日本社会のスマート・エイジングとなると信じています。

スマホが社会に広まってから、まだ七〜八年しかたっていません。加齢研が制御をめざしている難治性がんが体を蝕むよりも速いスピードで、スマホの社会への浸潤が続いているのを感じます。実際に、今年度の仙台市の生活習慣調査データでは、児童・生徒のスマホ所持率は昨年度よりもはるかに増加していました。仙台市の全中学生とその保護者に向けてリーフレットを配布し、スマホの危険性を一生懸命周知させてきたにもかかわらず、です。

私たちの未来にとって本当に怖いのは、スマホによる活字文化の破壊であると思います。活字を処理している時の激烈とも言える脳活動を見るにつけ、人類が進化し、生存競争に勝ち抜き、文明を築くことができたのは、文字を獲得したこと、活字を操る能力をもったことが理由であると感じます。活字の情報を処理するために、私たちは常に能動的に情報と接することを求められているのです。

しかし、スマホによる情報処理は受動的です。そして、多くの人は大量の情報を受動的に受けることで精いっぱいとなり、能動的に情報を処理しないことがいつの間にか当たり前になっています。大学で与えられた課題に答えるために、インターネットの情報をコピペして、課題をきちんとこなしたと思いこんでいる学生が大量にいるのは、その最たる例です。

能動的な情報処理が上手にできない人には、活字を巧みに操作することは不可能です。ＬＩＮＥに代表されるインスタントメッセージで、絵文字でのやりとりや、短文でのやりとりがほとんどなのは、そうした理由によるものでしょう。最近では、文字入力すらおこなわず、音声言語での入力まで容易にスマホでできるようになっています。

活字を操作することを放棄したヒトは、服を着たサルにすぎません。スマホを開発し普及させている企業の方々は、どこまで人類を退化させれば気が済むのでしょうか。

私は本気でこの国、否、現人類の未来に対して危機感を強めています。商業主義一辺倒の社会を見つめ直し、危ないものには危ないと正しく声を上げてくれる、社会的影響力の強い同志を探さなくてはいけないと思っています。活字文化の最後のゲートキーパーである新聞社が結託して、我々と一緒に戦ってくれることを切に願っています。

最後にこの場を借りて、私にこれまで好き勝手をさせてくれた妻にあらためて感謝の言葉を贈りたいと思います。まだまだ自由に泳がせてください。また、今人舎の稲葉さんとの出会いとアドバイスがなければ、この書籍が生まれることも、まとめることもできませんでした。人の縁を感じます。感謝申し上げます。

川島隆太

二〇一七年十月

さくいん

あ行

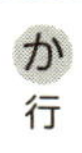行

さ行

た行

な行

《著者紹介》

川島隆太（かわしま・りゅうた）

1959年千葉県生まれ。医学博士。東北大学医学部卒、同大学院医学研究科修了。スウェーデン・カロリンスカ研究所研究員などを経て、現在、東北大学加齢医学研究所所長。専門は脳機能イメージング研究。任天堂「脳を鍛える大人のDSトレーニング」の監修者。著書に『さらば脳ブーム』（新潮新書）、『脳を鍛える大人のドリル』（くもん出版）、監修に『脳のひみつにせまる本（全３巻）』（ミネルヴァ書房）など。

編集：こどもくらぶ（稲葉茂勝・関原瞳）
制作：エヌ・アンド・エス企画（石井友紀）

シリーズ・福祉と医療の現場から⑤
めざすは認知症ゼロ社会！ スマート・エイジング
——華麗なる加齢を遂げるには？——

2018年1月20日　初版第1刷発行　〈検印省略〉

定価はカバーに
表示しています

著　者　川 島 隆 太
発行者　杉 田 啓 三
印刷者　和 田 和 二

発行所　株式会社　ミネルヴァ書房
607-8494　京都市山科区日ノ岡堤谷町1
電話代表　(075)581-5191
振替口座　01020-0-8076

平河工業社

ISBN978-4-623-08289-6
Printed in Japan